AF326172

HYGIÈNE, EXHUMATION

CRÉMATION

— OU —

INCINÉRATION DES CORPS

PAR

A. CADET

ANCIEN PHARMACIEN

MEMBRE DU CONSEIL MUNICIPAL DE PARIS

ET DU CONSEIL GÉNÉRAL DE LA SEINE.

Avec huit gravures hors texte.

PARIS

LIBRAIRIE GERMER-BAILLIÈRE ET Cⁱᵉ

108, BOULEVARD SAINT-GERMAIN, 108

HYGIÈNE, EXHUMATION

CRÉMATION

ou

INCINÉRATION DES CORPS

PARIS — TYP. MORRIS PÈRE ET FILS

64, Rue Amelot, 64

HYGIÈNE, EXHUMATION

CRÉMATION

OU

INCINÉRATION DES CORPS

PAR

A. CADET

ANCIEN PHARMACIEN

MEMBRE DU CONSEIL MUNICIPAL DE PARIS

ET DU CONSEIL GÉNÉRAL DE LA SEINE

Avec huit gravures hors texte

PARIS

LIBRAIRIE GERMER-BAILLIÈRE ET Cᵉ

108, BOULEVARD SAINT-GERMAIN, 108

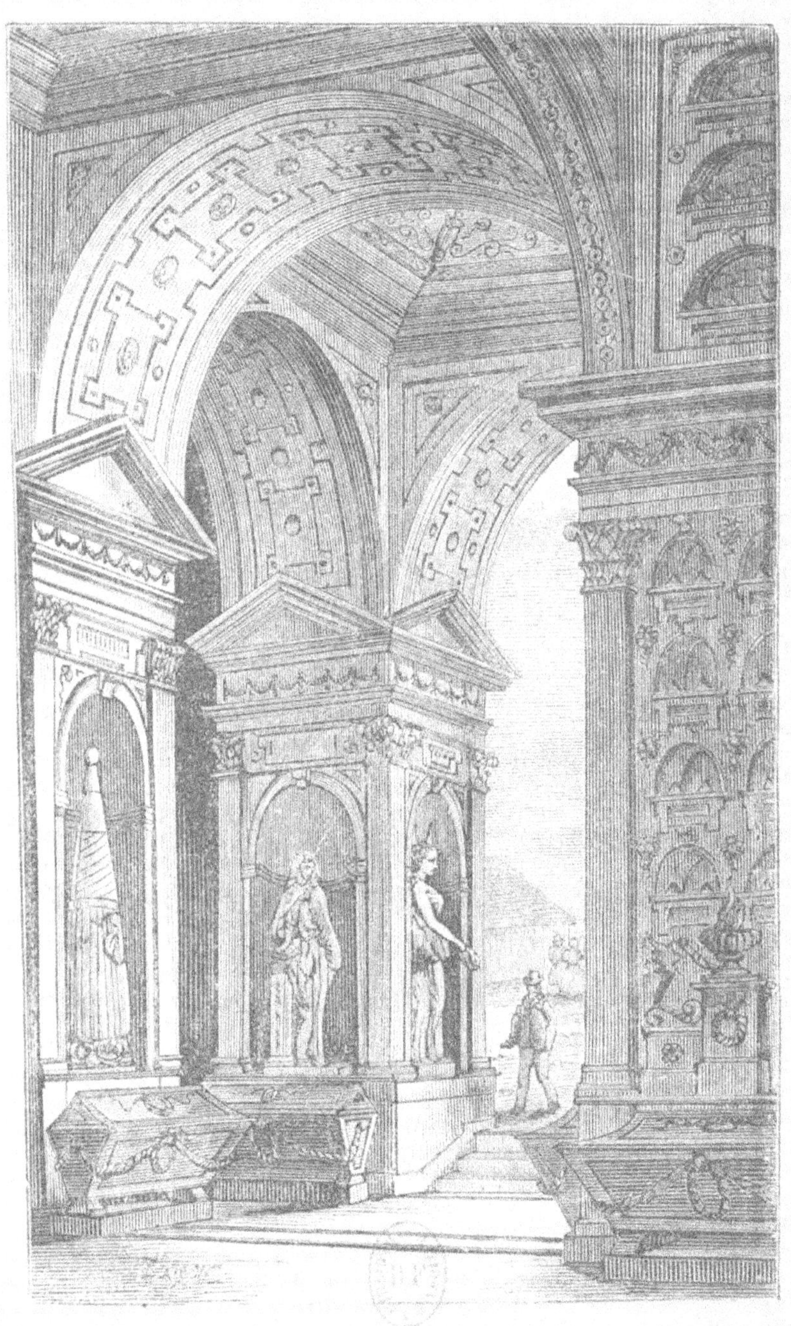

COLUMBARIUM.   (Page 1.)

HYGIÈNE

INHUMATION, CRÉMATION

CHAPITRE PREMIER

L'HYGIÈNE PUBLIQUE

L'Hygiène publique est devenue, avec raison, une des plus grandes préoccupations de l'administration des grandes villes.

Dans toutes les vastes agglomérations d'hommes, des dangers, inconnus dans les centres moins peuplés, menacent la santé des habitants : l'air, altéré par des respirations multipliées, ne vivifie plus les poumons ; les détritus s'accumulent de toute part et, en pourrissant, vicient l'atmosphère.

L'eau est gâtée par les impuretés qu'on y déverse ou même est insuffisante pour la consommation.

De là des maladies plus fréquentes, une constitution moins robuste, le rachitisme, la phthisie pulmonaire, des épidémies, en un mot une abréviation de la vie humaine.

Les progrès de la science, en précisant les causes du mal, ont indiqué aussi les remèdes et ce qui était jadis abandonné au hasard, la santé de tous, est devenu l'objet de précautions et de prescriptions sévères.

Un mot nouveau a été créé : l'hygiène publique.

C'est presque une science nouvelle à la fois médicale et administrative.

Elle comprend dans son ensemble l'étude de la salubrité des villes et de ses habitants.

Elle s'occupe des logements et des établissements insalubres, des eaux publiques, des égouts, des vidanges, des boues, du gaz, des plantations, des cimetières, des denrées alimentaires, de la prostitution et des épidémies.

Des résultats sérieux ont déjà été obtenus.

L'assainissement des grandes villes est en bonne voie.

La création de larges voies de circulation, de lieux de promenades agréables et sains, la distribution d'eau potable sur une vaste échelle, l'établissement d'un réseau d'égouts, le perfectionnement des systèmes de vidange, voilà ce qui se fait partout ou est en train de se faire.

L'air est plus pur, la lumière devient moins rare, l'eau ne manque plus.

Grâce à l'initiative des commissions de salubrité instituées dans les grands centres, d'importantes améliorations ont été réalisées dans un grand nombre d'appartements et de logements des quartiers populeux.

À Paris, une commission instituée sous la République par une loi du 22 avril 1850, et connue sous le nom de Commission des logements insalubres, rend de très-grands services (1).

Que de changements et de bien-être cette Commission a apportés sous le rapport de l'hygiène dans tous les quartiers de la capitale!

1. Nous croyons utile de donner ici quelques détails sur le fonctionnement de cette Commission.

Elle a pour mission de visiter les lieux signalés comme insalubres, de constater l'état présent, d'en rechercher et d'en indiquer les causes, ainsi que les moyens d'y remédier.

Cette Commission, composée de trente membres nommés par le conseil municipal, fait un rapport sur chaque affaire qui lui est soumise.

Ce rapport est déposé au secrétariat de la mairie où la partie intéressée peut en prendre connaissance et produire ses observations. S'il y a refus, les rapports et les observations sont soumis au conseil municipal; un des conseillers, généralement celui du quartier, visite les lieux et, sur son avis, le conseil prend la délibération qu'il juge convenable.

Le progrès est réel, incontestable; mais tout n'est pas fait.

On a été au plus pressé; on a remédié aux causes les plus visibles, les plus palpables d'insalubrité; on en a laissé subsister d'autres dont les résultats, quoique aussi désastreux, sont moins immédiats et moins prompts.

Le progrès, d'ailleurs, cesserait d'être le progrès, s'il pouvait se réaliser complétement.

Le progrès consiste à aller toujours plus loin, à améliorer toujours davantage, à faire toujours mieux.

Il reste beaucoup à faire encore au point de vue de l'hygiène publique.

Lors même que toutes les réformes dont le plan est tracé seraient exécutées, lors même que tous les travaux projetés seraient accomplis, la science ne serait pas satisfaite.

Les desiderata sont encore nombreux.

Le moment est venu d'appeler l'attention

publique sur une réforme nouvelle, non moins indispensable que les précédentes, moins étudiée pourtant et moins connue, du moins en France : je veux parler de la crémation.

La présence des cimetières dans une ville ou à proximité de nos villes est une cause d'insalubrité intense qu'il est temps de faire disparaître.

CHAPITRE II

L'ŒUVRE DE LA MORT

Un être humain vient de mourir ; son cadavre est là, gisant, à peine refroidi, et déjà il commence à se décomposer.

L'inflexible nature n'attend pas une minute ; aussitôt que la vie a disparu, l'œuvre de destruction commence.

Ce corps, devenu inanimé, doit perdre jusqu'à sa forme ; ce qui était un homme, un être pensant et agissant, doit se transformer en pourriture et devenir poussière.

La mort, scientifiquement, est donc le début de ce travail de transformation : ce qui est destruction pour l'homme n'est que transformation pour la nature.

Donc, la nature va reprendre au cadavre les éléments que le corps lui avait emprunté pour sa formation.

La masse du globe va absorber de nouveau et revivifier ensuite les éléments divers qui s'étaient groupés un instant pour former une individualité distincte.

La chimie fait connaître l'organisme humain et ses divers éléments.

L'organisme humain, composé de 75 parties d'eau et de 25 parties de matières solides, os et chair, ayant cessé de vivre, est abandonné à lui-même, subit les lois physiques et chimiques qui réduisent ses éléments à des combinaisons plus simples, qui sont de l'eau, quelques gaz, l'acide carbonique, l'hydrogène carboné, l'azote, l'ammoniaque et quelques sels minéraux de chaux, magnésie, potasse, soude, oxyde de fer.

Rien ne se perdant dans la nature, la végétation utilise les gaz en se les assimilant au moyen des feuilles, et les sels qu'elle absorbe au moyen des racines.

Tous ces corps sont utiles, l'œuvre de la mort est de les séparer, de les dégager, de les mettre pour ainsi dire à nu pour qu'ils puissent entrer dans de nouvelles combinaisons.

Mais si nous laissions la mort agir seule, la décomposition ne s'arrêterait pas là.

A l'air libre un cadavre abandonné devient un foyer d'odeurs insupportables et de miasmes dangereux ; le mort, en se décomposant, empoisonnerait les vivants, il porterait à tous ceux qui l'approcherait, les germes de décomposition dont il est atteint.

C'est ce danger qu'il faut éviter; il faut restreindre autant que possible l'œuvre de la mort à l'être qu'elle a déjà frappé, et l'empêcher d'atteindre les autres.

CHAPITRE III

Le cadavre, voilà le foyer d'infection, le germe de la mort. C'est le cadavre qu'il faut faire disparaître.

Aujourd'hui on le soustrait à la vue, et en partie à l'odorat des vivants, en l'enfouissant.

On creuse un trou dans le sol, on y dépose le cadavre dans une boîte de bois qu'on recouvre de terre, et on croit s'en être débarrassé parce qu'on ne le voit plus.

C'est l'inhumation.

L'inhumation est la destruction à long terme des corps humains déposés dans le sol.

Voyons ce que devient le cadavre une fois inhumé.

Ayons le courage de regarder le corps au fond de la fosse, et d'assister par la pensée à toutes les phases de la transformation.

Nous nous demanderons ensuite si ce système est conforme à l'affection naturelle qui suit l'homme au delà du tombeau, au respect des morts, et au respect de la santé des vivants, c'est-à-dire de l'hygiène publique.

Tout corps organisé privé de vie entre en décomposition, nous le savons, et cette décomposition est plus ou moins rapide, suivant la température et l'humidité de l'air ou du milieu dans lequel se trouve ce corps.

Une température de 15 à 20 degrés favorise la décomposition et hâte la fermentation putride ou putréfaction; et soit à l'air libre, soit dans la fosse, l'opération est la même.

Après quelques mois d'inhumation, ouvrons la bière, et, à deux mètres sous terre, examinons attentivement ce qui s'y passe.

Le corps, placé dans ces conditions, se ramollit, se tuméfie et forme une bouillie fermentescible d'un jaune verdâtre et noirâtre, exhalant une odeur infecte.

Cette masse se boursoufle et paraît pour ainsi dire animée par les gaz qui tendent à s'en dégager.

Ah ! si je pouvais faire assister à une exhumation, opération aussi dégoûtante que malsaine, les partisans de l'inhumation et leur montrer telle qu'elle est en réalité cette pourriture, je ne craindrais point d'avancer que l'inhumation ne conserverait guère de défenseurs.

Le résultat de cette décomposition est la

destruction des parties molles du cadavre, qui, en disparaissant, donnent naissance à de nouveaux produits solides, liquides, gazeux et à une quantité considérable d'êtres miasmatiques connus sous le nom d'infusoires.

Le rôle qu'ils jouent dans la nature et l'influence que ces différents corps peuvent exercer sur la santé publique et le danger qui peut en survenir, nous imposent le devoir de les étudier successivement, mais d'une façon très-succincte.

Pour n'effrayer personne inutilement et rester dans la vérité, je m'empresse d'ajouter que ce danger n'est réel que pour les grands centres, les grandes agglomérations de population, où la mortalité est en raison directe des habitants.

1° *Infusoires.*

Les infusoires, nés de la putréfaction des

matières organiques, sont des animalcules qu'on aperçoit seulement avec l'aide du microscope, d'où leur vient aussi le nom de microzoaires. Ces êtres, sortis d'un milieu méphitique, imprégnés d'une matière organique corrompue, portent évidemment en eux les germes pestilentiels miasmatiques fort dangereux pour les habitants des localités où ils surgissent.

Ils sont tellement déliés, que nous les retrouverons entraînés par les eaux et les gaz résultant de la putréfaction et infectant l'air respirable de leurs principes morbifiques.

2° *Solides*.

Les solides résultent de la décomposition des tissus graisseux qui, en se combinant avec l'ammoniaque, la potasse, la soude, la chaux, contenues dans les différents tissus et les os, se transforment en une matière savonneuse connue sous le nom de gras des cadavres ou adipocire et se trouvent finalement à l'état de terreau imprégné de matières organiques et de miasmes.

3° *Liquides*.

Les liquides provenant de la fermentation putride contiennent en dissolution des sels de potasse, de soude, d'ammoniaque et de chaux, à l'état de phosphates, sulfates, azotates et carbonates, plus une matière organique (*sui generis*) composée de détritus humains et de miasmes; j'ajoute que toutes les eaux contiennent une matière organique qui leur est propre et dont la composition échappe à l'analyse chimique.

Ces liquides, saturés de sels et de principes délétères, sont entraînés par les eaux pluviales et la fonte des neiges, à travers les fissures de la terre, vers les sources servant à l'alimentation, et nos eaux ainsi contaminées peuvent, par leur usage, devenir l'origine d'épidémies terribles.

On objecte bien que ces eaux, par leur filtration à travers la terre, déposent leurs germes toxiques et deviennent innocentes!

C'est une erreur, car la terre est promptement saturée et la matière organique, ainsi que les miasmes et les sels en dissolution, ne sont jamais déposés entièrement.

N'est-ce pas à la corruption des eaux, par la décomposition des matières animales, qu'on attribuait l'épidémie de fièvre typhoïde qui dernièrement sévissait à Lyon ?

Est-ce que M. Belgrand, directeur des eaux et égouts de la ville de Paris, ne reconnaissait pas que la crainte de la population parisienne, de boire de l'eau chargée de détritus humains, n'est malheureusement que trop fondée?

Est-ce que M. le Dr Depaul, ancien membre

du conseil municipal de Paris, l'un des partisans des cimetières périphériques, ne sou-
tenait pas, en 1866, et avec juste raison, à
l'occasion du déplacement du cimetière de
Clamart, que les infiltrations des eaux des
cimetières étaient un danger pour la santé
publique?

Au conseil général de la Seine, lorsqu'on
discutait l'établissement d'un cimetière pour
l'asile des aliénés de Vaucluse, M. Depaul ne
s'est-il pas préoccupé de savoir si les eaux de
filtration de ce cimetière se rendraient dans
la rivière de l'Orge, et cependant il ne s'agissait que d'un cimetière spécial, destiné à
recevoir une douzaine de corps environ par an.

Dans ces préoccupations de l'hygiène, je
reconnais le médecin, et je ne veux pas me
demander pourquoi, quand il s'est agi des
cimetières autour de Paris, c'est la thèse
contraire qu'il est venu soutenir.

Lisez les mémoires des ingénieurs MM. Belgrand et Alphand, dont on ne peut nier la compétence en cette matière, ils vous disent que les terrains perméables laissent filtrer les eaux provenant de la décomposition des cadavres, et que ces eaux, chargées de miasmes, empoisonnent les sources qu'elles rencontrent.

Il est parfaitement certain que les sources sulfureuses qui existent sur plusieurs points de Paris, ne sont pas autre chose qu'un déliquium des cadavres, produit par l'infiltration des eaux pluviales à travers les cimetières. Ces eaux, d'une saveur fade et nauséabonde, d'une odeur cadavérique, sont chargées de sulfure de calcium, produit immédiat de la décomposition des corps.

Comment ces eaux, chargées de matières organiques putréfiées, ne présenteraient-elles aucun danger pour ceux qui les consomment?

Tous les médecins hygiénistes sont d'accord sur la nocuité de ces eaux.

Quelques faits récents, signalés par les journaux, me paraissent suffire à la condamnation sans réplique de l'inhumation.

On lit dans la *Liberté* :

« Des nouvelles fort graves nous arrivent aujourd'hui des côtes de la mer Rouge.

« Un fléau plus désastreux que le choléra, la peste, puisqu'il faut l'appeler par son nom, aurait fait son apparition aux environs de Djeddah, et, par mesure de sûreté, une quarantaine de vingt et un jours a été imposée à Suez aux navires venant de l'Arabie.

« Enfin les causes auxquelles on attribue l'apparition du terrible fléau sont de nature à faire réfléchir nos édiles, bien que la création du cimetière de Méry soit décidée.

« Tout porterait à croire que l'apparition de la peste provient de l'usage des eaux viciées

par leur infiltration à travers des terrains autrefois affectés à des cimetières. »

M. Robinet, dans le *Journal de pharmacie*,
nous cite le fait suivant :

« La ville de Châlons, pendant l'occupa-
tion prussienne, a reçu un grand nombre de
malades atteints de typhus.

« Pour arrêter les progrès toujours crois-
sants de l'épidémie, ces morts ont été amon-
celés dans une partie du cimetière de la ville
et recouverts de chaux vive.

« Au bout de quelques semaines, par suite
de pluies très-abondantes dans ces terrains
très-perméables, les eaux potables ont donné
au goût des signes manifestes d'altération, et
l'analyse a indiqué la présence du chlorure
de chaux. »

Dans un article intitulé : *L'eau potable et les
cimetières*, le Dr Lefort a écrit les lignes suivantes :

« Une eau prise à une fontaine éloignée de cinquante mètres d'un cimetière avait une saveur douceâtre, nauséabonde. Évaporée, elle laissa pour résidu une masse grisâtre. Une partie de cette matière, traitée par l'acide chlorhydrique dilué, donna naissance à de l'acide carbonique et à une odeur de colle forte. Une autre partie, mélangée avec de l'hydrate de chaux, donna lieu à une certaine quantité de sels ammoniacaux.

« Chargé de faire l'analyse des eaux du presbytère de Saint-Didier, dans le département de l'Allier, le Dr Lefort trouva une quantité de sels ammoniacaux provenant de l'infiltration des eaux du cimetière.

« Le curé, instruit du résultat de l'analyse, se souvint alors que son prédécesseur avait cessé de se servir de l'eau du puits du presbytère, parce que, sans pouvoir en expliquer la raison, il avait remarqué plusieurs fois que cette eau avait une odeur repoussante.

« Il avait constaté lui-même que, pendant la chaleur de l'été, et à certains moments, l'eau du puits se troublait, émettait une légère odeur de putréfaction, et acquérait une saveur tout à fait désagréable.

« En 1840 et en 1846, les eaux des puits de Ménilmontant furent altérées par l'infiltration provenant du cimetière du Père-Lachaise.

« Dernièrement, le Conseil municipal de Paris a rejeté la création d'un cimetière à Wissous, dans la crainte que les infiltrations à travers les fosses ne vinssent contaminer les sources des bourgs environnants, ou que, s'écoulant dans la Bièvre, elles ne transformassent cet égout malpropre en un poison continu.

« D'après tous ces faits, il me paraît impossible de nier l'empoisonnement des eaux par la corruption des cadavres. »

Passons aux gaz.

1° Les gaz résultant de la décomposition des corps par suite de la putréfaction sont : l'hydrogène phosphoré, l'hydrogène carboné, l'acide carbonique, l'acide sulfhydrique, l'azote et l'ammoniaque.

Tous ces gaz, par leur densité et leur force d'expansion, tendent à se dégager de la terre; ils en pénètrent les molécules et se combinent avec les bases qu'ils rencontrent pour former des sels.

Mais un moment vient où la saturation est complète, c'est-à-dire où les gaz ne trouvent plus de bases pour se combiner, alors ils arrivent à la surface de la terre et se répandent dans l'atmosphère.

Ces différents gaz, impropres à la respira-

tion, nuisibles à la santé et qui occasionne-
raient la mort, si l'on était pendant quelque
temps en contact direct avec eux, n'ont point
un caractère aussi dangereux quand ils sont
répandus dans le vaste océan d'air que nous
respirons.

S'ils étaient à l'état de pureté, nous n'au-
rions pas à nous en préoccuper, et peut-être
alors l'insalubrité de l'air par le mode de sépulture actuel pourrait-il être traité d'ima-
ginaire.

Malheureusement il n'en est pas ainsi.

Nous avons déjà vu que, pendant la putréfaction, des particules morbifiques extrêmement déliées, et que nous avons étudiées sous
le nom d'infusoires, ont pris naissance en
quantité considérable et, se détachant des
cadavres, sont entrainées par les gaz et ré-
pandues dans l'atmosphère.

Ce sont ces miasmes qui infectent l'air

respirable de leurs principes fermentescibles et pestilentiels et causent les effroyables ravages de la mortalité pendant les épidémies.

Ces miasmes, aucune autorité scientifique ne peut les nier; l'odorat le plus usé est forcé d'en constater la présence, et le médecin appelé à faire une exhumation est obligé, pour s'en garantir, de s'entourer de toutes les précautions indiquées par l'hygiène.

C'est donc un tort de prétendre que les gaz sont entièrement absorbés par la terre.

On peut encore se convaincre du contraire par la vue, car les feux follets qu'on aperçoit à la surface du sol dans les cimetières ne sont autre chose que l'hydrogène phosphoré, produit de la fermentation putride qui se dégage à travers les fissures du terrain et s'enflamme au contact de l'air.

Nier l'existence des gaz délétères dans les cimetières, c'est fermer les yeux à la lumière.

N'est-il pas prouvé que, pendant l'épidémie de choléra, en 1865, qui enleva 5,000 personnes dans le département de la Seine, on en compte 1,800 dans le seul périmètre de l'ancienne commune de Montmartre, où se trouve un grand cimetière.

Pendant le siége, la fièvre typhoïde fit de nombreuses victimes dans Paris, et, malgré l'opinion d'honorables membres du conseil d'hygiène, je suis persuadé que cette épidémie eut pour cause les émanations provenant des cimetières et des linges souillés de pus et de sang qui avaient servi aux pansements des blessures et séjourné trop longtemps dans les ambulances.

Chaque année, au moment des chaleurs, les habitants voisins des cimetières se plaignent des mauvaises odeurs, et, pour constater ce fait, il suffit de parcourir ces nécropoles.

Dans une excellente brochure sur la crémation, le Dr Prosper de Pietra Santa cite le fait suivant :

« Le professeur Selmi de Mantoue a découvert, dans les couches d'air qui séjournent audessus des cimetières, un corpuscule organique qu'il a isolé et nommé seplo-pneuma. Ce corps, dit-il, vicie l'air et l'altère au détriment de l'économie humaine.

« Mis dans une solution de glycose, il produit des phénomènes de fermentation putride et donne naissance à une grande quantité de bactéries.

« Quelques gouttes de cette solution injectées sous la peau d'un pigeon amènent des symptômes d'infections typhiques, et la mort survient au troisième jour. »

Le professeur Thompson de Londres, dans *The Contemporary Review*, cite les cas de mort survenus sur des fossoyeurs qui étaient descendus dans un caveau d'une église.

L'enquête parlementaire, confiée aux médecins hygiénistes les plus renommés de Londres pour constater les funestes effets des enterrements dans l'intérieur des églises, signale de nombreux exemples de l'influence délétère des gaz qui se répandent dans l'atmosphère par le fait de la décomposition putride des corps.

Le professeur Thompson rappelle aussi l'état déplorable que présentaient, sous le rapport des émanations dangereuses, les cours intérieures ou préaux des églises dans certaines localités. L'odeur nauséabonde se répandait dans toutes les habitations voisines à toute heure de la nuit et du jour. Aussi la mortalité cholérique de ces pays a-t-elle été effrayante.

Pour terminer ces citations, j'ajouterai que tous les médecins membres du conseil municipal de Paris ont été unanimes, dans la discussion relative aux cimetières, pour reconnaître que le système de l'inhumation était insalubre, que les eaux étaient empoisonnées, qu'il se produisait des gaz délétères et qu'une quantité de corpuscules miasmatiques étaient répandus dans l'air.

Je dois dire cependant que M. le Dr Depaul, qui reconnaissait bien l'existence de ces principes délétères, n'admettait pas leur nocuité, parce que, disait-il, la quantité en est insuffisante : à ses yeux, c'est une question de proportion et non d'existence. Je réponds à cela : peu importe la quantité qui ne peut être limitée; si le vice existe, il faut le détruire.

De l'exposé que je viens de faire ci-dessus

des différents corps produits par la décomposition cadavérique, il résulte que le système
de l'inhumation est tout simplement l'empoisonnement des vivants par les morts, au
moyen de l'infection de l'air et de l'eau.

CHAPITRE IV

J'ai démontré quels inconvénients, quels dangers, présentait d'une façon générale le système de l'inhumation. On comprend combien ces inconvénients et ces périls s'aggravent dans les grands centres, spécialement à Paris.

Rien n'est plus menaçant, en effet, pour la santé publique à Paris, que la situation actuelle des cimetières.

Les nécropoles du Père-Lachaise, de Montmartre et de Montparnasse regorgent de cadavres, et par suite des agrandissements successifs de la capitale, ces trois cimetières, situés autrefois en dehors de son enceinte, se trouvent maintenant, et contrairement à la loi, dans l'intérieur de la ville.

Depuis longtemps l'administration municipale prévoyait l'insuffisance des cimetières et songeait à se conformer au décret du 23 prairial an XII, loi organique des sépultures, qui porte :

Article 2. — Il y aura hors de chacune des villes et bourgs, à la distance de 35 à 40 mètres au moins de leur enceinte, des terrains spécialement consacrés à l'inhumation des morts.

L'annexion de la banlieue ne fit que rendre plus urgente une solution, et, pressée par la nécessité, l'administration impériale ne vit qu'un moyen de se débarrasser des morts : les déporter.

Méry fut alors inventé. « L'idée d'établir
un seul cimetière à une si grande distance, »
dit l'archevêque de Paris, dans une lettre
adressée aux membres du conseil municipal,
« se ressent de l'esprit d'une époque où l'on
« voulait faire de Paris le centre de toutes
« les jouissances humaines. Il était dès lors
« tout naturel qu'on cherchât à éloigner les
« souvenirs lugubres qui auraient pu troubler
« les joies et les fêtes perpétuelles. » Nous
avons vu où mène cette façon de comprendre
le sérieux et les devoirs de la vie.

Ce projet d'une nécropole unique, éloignée
de Paris, n'est pas nouveau.

Déjà en 1782, M. Labrière, architecte du
comte d'Artois, avait proposé d'établir un cimetière unique pour Paris, entre Aubervil-
liers et Pantin, mais il fut repoussé.

C'est un siècle après que M. Haussmann,
frappé de cette idée et engoué, paraît-il, du

cimetière métropolitain de Londres, résolut
de la mettre à exécution.

Il fit explorer les terrains aux environs de
Paris et celui de Méry-sur-Oise fut désigné
par les ingénieurs comme remplissant les
conditions les plus favorables pour la prompte
décomposition des corps.

M. le Préfet de la Seine ne perdit pas de
temps et, sans consulter la commission municipale, dont il disposait à son gré, il acheta
pour douze cent mille francs de terrain.

D'après le projet dressé par M. Alphand,
trois gares spéciales devaient être construites:
la première au cimetière du Nord pour servir d'embarcadère général, la deuxième au
Père-Lachaise, et la troisième à Montparnasse, devaient se relier par un embranche-
ment au chemin de fer de Ceinture pour arriver à l'embarcadère général à Montmartre.

De ce point serait parti un chemin de fer

spécial appartenant à la Ville et exclusivement affecté au service des morts.

Ce projet d'un cimetière, situé à 28 kilomètres et l'idée de faire voyager les morts en chemin de fer, émurent sensiblement une grande partie de la population de Paris. Pétitions sur pétitions arrivèrent au Sénat ; des interpellations eurent lieu au Corps législatif, et, sur ce sujet, M. Jules Simon, dans la séance du 28 janvier, s'exprimait ainsi ;

M. Jules Simon. — « Nous sommes en présence d'un cimetière unique, à 23 kilomètres de Paris, et de l'envahissement de nos cimetières par ce que je pourrais appeler l'armée permanente de M. Haussmann, c'est-à-dire par cette armée de maçons qui n'a jusqu'ici bouleversé et menacé que nos rues.

» J'ai beau entendre l'honorable M. Genteur, j'ai beau avoir dans sa parole une foi entière

je ne puis pas, messieurs, oublier un passage
d'une pétition adressée au Sénat par les fils
de l'illustre amiral Baudin ; et je demande la
permission de vous remettre ce passage de
leur pétition sous les yeux.

» Or, dans leur pétition, ils rendent compte
en ces termes d'une visite qu'ils avaient faite
à l'un des principaux fonctionnaires de la
Ville pour en obtenir des renseignements :

» Il nous a été répondu... « Que la partie
» centrale serait seule conservée pour servir
» de nécropole et de tête de ligne du chemin
» de fer de Méry-sur-Oise. »

» Voilà une déclaration émanée, comme le
disent les pétitionnaires, d'un des principaux
fonctionnaires de l'Hôtel-de-Ville, parlant au
nom de l'administration municipale.

» Nous rencontrons ici, non-seulement le
projet de faire passer une rue à l'angle sud-est
du cimetière, non-seulement le projet de

bâtir à l'angle sud-ouest, ce qui, dans la carte qui nous a été distribuée par les soins de M. le préfet de la Seine, s'appelle la *gare funéraire*, — nom nouveau comme la chose elle-même, et aussi triste que la chose, — nous rencontrons l'avertissement donné par un fonctionnaire, parlant au nom de la Ville, que les tombes seront déplacées, que le terrain sera repris et que les récalcitrants seront évincés par l'autorité municipale.

» Eh bien, messieurs, savez-vous ce qui me préoccupe dans cette affaire? ce n'est pas la question légale; ce n'est pas la question technique; je vous le dirai sincèrement, je n'ai pas besoin d'ajouter que ce n'est à aucun degré la question politique. Il n'y a pas là de question politique; c'est une question morale, au nom de laquelle je m'adresse à la conscience de mes collègues et à la conscience du pays.

» Je ne veux pas parler de la question de
Méry-sur-Oise en elle-même ; je ne veux pas
demander ce que c'est que ce cimetière unique, ni insister sur cette circonstance d'un
cimetière pour un département, qui sera situé dans un département différent ; je ne
veux pas parler du parcours ; je ne veux pas
dire que le terrain a été acheté avant que sa
destination fût déterminée ; mais enfin, messieurs, puisqu'il s'agit de ce cimetière de
Montmartre, où sera placée la gare funéraire,
et du respect dû à la mort, je puis bien dire
quelles seront, au point de vue de la piété
que tout le monde éprouve pour ses tombeaux, les conséquences de la mesure qu'on
veut prendre, et quelques mots me suffiront
pour vou les faire comprendre, en ce qui
concerne le cimetière de Méry-sur-Oise et
ses rapports avec nos inhumations parisiennes.

» Nous disons, messieurs, que le cimetière sera placé à 23 kilomètres de Paris ; mais vous savez, par les déclarations de l'administration, par le plan que vous avez entre les mains, où sera placée la gare funéraire. C'est au cimetière Montmartre, à 100 ou 150 mètres de l'endroit où le boulevard de Clichy doit passer. Eh bien, les 150 morts que nous avons à Paris en temps ordinaire, chaque jour, ne partiront pas tous avec leur cortége du cimetière Montmartre ; les deux tiers partiront, soit du cimetière du Montparnasse, soit du cimetière du Père-Lachaise ; de sorte que, pour aller des deux cimetières à la gare funéraire, ils auront 6 kilomètres à parcourir ; or 6 kilomètres et 23 font 29 kilomètres, soit pour l'aller et le retour 58 kilomètres.

» Cependant il ne s'agit pas, comme vous le savez très-bien, de porter immédiatement par les moyens les plus prompts ce triste fardeau à l'embarcadère. Non, nos habitudes ne seront pas changées à ce point; les convois se feront comme ils se font aujourd'hui ; ils dureront, comme aujourd'hui, trois heures, jusqu'à ce que l'on soit arrivé, non plus à la tombe, puisqu'on la soustraira à nos yeux, mais à cet embarcadère de chemin de fer, où le cadavre deviendra un colis. Là, il faudra attendre que le triste convoi soit complet et puis on partira, non pas pour la destination définitive, mais d'abord pour ce qu'on appelle la nécropole, c'est-à-dire pour le cimetière de Montmartre. A cette station, on attendra encore, et quand le convoi sera complet, on partira pour Méry-sur-Oise.

» Je ne parle pas, messieurs, des accidents qui pourront survenir et de la gravité exceptionnelle qu'ils vont prendre ; je ne parle pas de ces 10 ou 12 convois de riches et de pauvres, et de la difficulté de séparer les cortéges ; je ne parle pas des temps d'épidémie, de l'accroissement inattendu qui va survenir, ni de ce thermomètre terrible de la santé publique que tout le monde aura sous la main. Je ne veux pas parler non plus du danger des vivants en cas de peste, obligés de s'entasser dans le même convoi avec les morts. Non, je laisse tout ce qui n'est que danger.

» Il y a plus, de la dépense je ne veux pas parler ; pourtant il m'est impossible de n'en pas dire un mot.

» La dépense, pour 58 kilomètres, vous savez en quoi elle consiste : c'est 2 fr. 32 cent. par personne. Il y a, en moyenne, par convoi, 31 personnes. Vous pouvez calculer la dépense.

» Oh ! ce n'est rien pour les riches ; c'est énorme pour les pauvres !

» Mais je sais la réponse de l'administration de la Seine, je la sais. Elle est allée au-devant

de nos objections, et elle a dit : « Nous don-
» nerons le parcours gratuit aux pauvres. »
Messieurs, quand vous serez obligés de le
faire et de choisir entre le riche et le pauvre,
je n'ai qu'un mot à vous dire, c'est que je
vous plains profondément. Je me demande
ce qui se passera dans l'âme du refusé, qui,
en raison d'une apparence de bien-être, se
trouvera, par un commis prononçant d'ur-
gence, repoussé du cercueil de son ami, de
son père.

» Je disais, il y a quelques instants, qu'en
calculant le nombre des personnes qui suivent les convois, nous trouvons en moyenne
31 personnes par cortége. Ce n'est pas tout :
il y a les visiteurs, les fidèles de la mort ; et
vous, administration de Paris, comme moi
et comme nous tous, vous éprouvez un pro-
fond respect pour ce sentiment qui pousse
les vivants à aller dans les lieux où les morts

reposent et y chercher les souvenirs du passé, les plus vivifiants et les plus fortifiants de tous les souvenirs. Eh bien, croyez-vous, — c'est à vous que je le demande, — croyez-vous que le nombre de ceux qui suivent les cortéges ne va pas être amoindri par votre création nouvelle? Que le nombre des visiteurs du dimanche, de ces ouvriers, qui, au lieu d'aller dans les lieux de plaisir, prennent avec eux leur femme et leurs enfants, achétent une couronne d'immortelles, et vont, recueillis, la poser sur une tombe chère, croyez-vous de bonne foi, osez-vous vous promettre à vous-mêmes que le nombre de ces pieux visiteurs ne sera pas diminué?

» Nous avons à Paris deux jours de l'année, — j'en parle parce que les habitudes de ces deux jours-là sont de celles qui honorent le plus le peuple parisien ; — nous avons, dis-je deux jours de l'année, le jour de la Toussaint et le jour des Morts, où les cimetières sont encombrés. On a calculé le nombre de ces pieux pèlerinages, et, à l'heure qu'il est, ils s'élèvent à 800,000 personnes. Dans cette ville de Paris, qu'on accuse quelquefois d'être sceptique, vous ne voyez pas passer un convoi sans que tout le monde s'arrête et se découvre. Et, je le répète, le jour de la Toussaint et le jour des Morts, c'est presque un million de personnes qui se rendent dans les cimetières. Croyez-vous que ce nombre ne va pas diminuer ? La question est là, et ce résultat, c'est vous qui l'aurez fait ; et ce que vous aurez diminué, c'est le sentiment le plus pieux qui existe dans nos cœurs.

» Voilà ce que vous aurez fait par votre disposition. Elle m'inquiète ; et, sur ce point, j'ai besoin, je l'avoue, — ce n'est pas l'homme politique qui parle, c'est l'homme, — j'ai besoin d'être rassuré, j'ai besoin d'être tranquillisé, j'ai besoin qu'on me dise qu'il n'y aura pas d'amoindrissement dans la morale de ce peuple que nous aimons tous ; je crains qu'on ne puisse me répondre. »

M. Duvergier, commissaire du gouvernement. — « Je suis autorisé à déclarer à la Chambre qu'en se prononçant sur les interpellations qui lui sont soumises, elle ne jugera en aucune façon la question du cimetière de Méry-sur-Oise.

» S'il fallait en fournir la preuve rétrospective, je la trouverais dans les paroles de M. Riché, en 1859, lorsqu'il s'expliquait, en qualité de rapporteur, sur l'article 9 qui avait été introduit dans la loi. Cet article 9 disait : « La règle qui est établie d'une manière géné- » rale pour tous les cimetières placés dans l'in- » térieur des villes ne s'applique pas aux cime- » tières de Paris. » Et, après avoir cité le texte, il ajoutait : « Il y a d'excellentes raisons pour

» affirmer que la pensée de transporter les
» cimetières de Paris au loin ne sera jamais
» réalisée. Ces raisons sont la sagesse de l'ad-
» ministration, les sentiments religieux et
» élevés dont elle est animée. »

Plus tard, dans une autre séance, le 10 mars 1869, M. Maurice-Richard interpella le gouvernement sur les projets relatifs au cimetière de Méry-sur-Oise, et demanda qu'une loi fût présentée avant tout projet d'exécution.

Le ministre d'État répondit qu'un projet de loi serait soumis au Corps législatif.

Soit par crainte d'une opposition trop marquée dans les deux Chambres, soit par égard pour l'opinion publique, soit plutôt par l'influence d'un certain parti qui jouit dans ce pays d'une très-grande puissance, quoique peu légitime, la loi ne parut point, et le projet parut abandonné.

Tel était l'état des choses à l'époque de l'effondrement de l'empire.

Il ne restait plus de disponibles dans les cimetières qu'une quarantaine d'hectares ; la mortalité occasionnée par la guerre fit disparaître plus promptement qu'on n'avait pu le penser une grande partie des terrains sur lesquels on comptait pour les inhumations.

Le temps pressait ; aussi, le 15 septembre 1871, le Conseil municipal élu fut appelé, d'après un mémoire introduit au conseil par M. le préfet, à statuer sur l'agrandissement des cimetières d'Ivry et de Saint-Ouen.

La nécessité étant reconnue, un crédit fut ouvert à M. le préfet pour acquisitions de terrains, toutes autres questions réservées, notamment celle de la création du cimetière de Méry-sur-Oise.

Cette réserve était justifiée : malgré toutes les précautions prises par l'administration, les surfaces disponibles pour les inhumations dans les cimetières deviennent de jour en jour insuffisantes ; l'état de saturation des terrains, qui ne pourraient être remués sans de graves inconvénients pour la santé publique, ne permet plus les reprises immédiates.

La nécessité devient de plus en plus pressante et, le 5 août 1872, M. le préfet dépose sur le bureau du président du Conseil municipal, un Mémoire relatif au cimetière de Méry-sur-Oise.

Ce Mémoire, renvoyé à la 2ᵉ commission, fit naître dans son sein des difficultés qui se traduisirent par des hésitations et des fluctuations qui menacèrent de se reproduire au Conseil.

Entre les projets soumis, les uns par l'administration et la commission, les autres par la minorité de la commission, le choix ne laissait pas que d'être embarrassant ; et si une prétendue nécessité n'eût été établie, peut-être que le Conseil, arrivé à la fin de sa carrière, n'eût accepté ni l'un ni l'autre, et laissé le soin de résoudre la question à ses successeurs.

Le premier contre-projet, qui avait pour objet la création de cimetières périphériques, ne pouvait soutenir un long examen.

Le sol, sur tous les points du département de la Seine, est mauvais ; le sous-sol abonde en nappes d'eau courante dans des couches imperméables d'argile.

Il y aurait un danger immense à placer des cimetières dans un semblable milieu. Nos eaux potables seraient promptement contaminées.

D'un autre côté, l'idée de déplacer les cimetières de l'intérieur à cause des émanations délétères qu'ils produisent, pour les transporter autour de Paris, était bien téméraire. N'était-ce pas établir autour de Paris un cordon insanitaire, vice capital qui, à lui seul, devait entraîner le rejet absolu de cette combinaison?

Il en fut de même du cimetière de Wissous, inventé par l'administration pour donner satisfaction aux conseillers municipaux de la rive gauche, et gagner ainsi quelques suffrages au cimetière de Méry.

Ce cimetière, situé dans de mauvaises conditions géologiques et au sud de Paris, contrairement au décret de prairial an XII, ainsi que l'a démontré un membre du Conseil, fut à peine soutenu et par le rapporteur et par l'administration. Mis aux voix, il fut repoussé à une très-grande majorité.

Méry fut alors accepté à quelques voix de majorité.

Cette décision du Conseil municipal n'est

pas une solution ; ce n'est qu'un expédient ;
la difficulté est reculée pour un certain
temps ; mais reculer les difficultés, ce n'est
pas les résoudre. Un moment viendra tôt ou
tard où la question renaîtra avec plus de gravité que jamais. Ce n'est qu'un expédient
qui laisse l'avenir indécis, sans avoir le mérite de régler le présent d'une manière satisfaisante.

Au point de vue de la salubrité, j'admets
bien que le choix d'un emplacement situé à
28 kilomètres de Paris, et dans la direction
du nord, ne présente pas pour le moment de
grands dangers pour la capitale ; mais, pour
éviter un danger, avons-nous le droit de le
transporter ailleurs ?

Méry sera, comme tous les cimetières, un
foyer d'infection, foyer d'autant plus dangereux qu'il sera plus étendu, et que les miasmes pestilentiels qui s'échappent des nécro-

poles aujourd'hui disséminées sur divers points et dans des directions diverses, seront concentrés sur un point unique. Le vent soufflera rarement sur la capitale, mais il soufflera sur d'autres pays ; le vent du midi entraînera sur la contrée située au nord de Méry une colonne de gaz délétères qui l'empoisonnera.

En dégageant Paris on empoisonnera les voisins.

Voilà le résultat incontestable de la création d'un cimetière de 800 hectares d'étendue, loin de Paris ; c'est une grande responsabilité pour l'administration municipale.

Je laisse ce point, et, supposant que la province consente à se laisser infecter pour rendre service aux Parisiens, est-ce que ceux-ci recevront, par le projet en question, toutes les commodités qu'ils ont le droit d'attendre ?

La grande question est celle du transport.

Le voyage de Méry, aller et retour, demandera une durée de cinq heures, sans compter la distance à parcourir dans Paris, sans compter les retards imprévus et probables. C'est une journée de déplacement pour assister à un convoi.

A côté de la question du temps se pose la question du prix des transports.

On accorde bien la gratuité du transport aux convois gratuits, mais, pour les autres, la dépense, sans être considérable, sera sensible à tous ceux qui voudront accompagner le corps d'un parent, d'un ami à sa dernière demeure.

Exiger une rétribution de celui qui va rendre les derniers devoirs à un ami, c'est porter atteinte au culte des morts.

Les charges qui pèsent sur les familles

dans ces tristes circonstances sont déjà assez
lourdes ; il est plus qu'inutile de les aggra-
ver.

Personne n'ignore que beaucoup de familles, sous l'empire d'un sentiment des plus
honorables, s'imposent de véritables sacrifi-
ces, plutôt que de demander à l'administration la gratuité pour le convoi de leur proche.
Ces familles auront donc à payer par surcroit
le voyage de Méry. C'est donc bien une perte
de temps et d'argent.

La population parisienne, contrariée dans
ses habitudes, blessée dans ses sentiments,
acceptera difficilement le cimetière de Méry ;
aussi l'administration, qui, de prime abord,
le demandait facultatif, par respect de la
liberté et de la volonté du mourant, a-t-elle
dû, en face d'une opposition sérieuse, chan-
ger d'avis et imposer Méry.

Maintenant combien coûtera le cimetière de Méry, quel est le chiffre exact ?

Difficile de le savoir : les uns disent 15 millions, d'autres 25 et 50 millions. L'exécution du projet pourra seule apporter quelque précision au problème ; voilà la vérité.

Dans de telles conditions, en face de l'opposition d'une grande partie de la population, en face de l'ignorance du prix de la dépense, n'eût-il pas été prudent de la part du Conseil municipal de rejeter le projet de Méry ? Il en jugea autrement et accepta le projet de délibération suivant :

ARTICLE PREMIER.

Il y a lieu d'établir sur le plateau de Méry-sur-Oise un cimetière parisien, d'une contenance approximative de 800 hectares, qui sera relié à Paris par un chemin de fer spécial.

ARTICLE DEUXIÈME.

M. le préfet de la Seine est autorisé à provoquer un décret déclarant d'utilité publique la création du cimetière de Méry et à poursuivre l'achat des parcelles à acquérir pour la régularisation dudit cimetière, soit à l'amiable, soit par voie d'expropriation pour cause d'utilité publique, conformément à la loi du 3 mai 1841.

ARTICLE TROISIÈME.

M. le préfet est invité à étudier et à présenter au Conseil municipal, dans le plus bref délai possible, les projets de délibération par lesquels le Conseil statuera sur :

1° Le chemin de fer dont il a été ci-dessus parlé et les questions accessoires ;

2° L'établissement de plusieurs gares mortuaires destinées à mettre en communication les divers points de Paris avec le chemin de fer de Méry ;

3° Les conditions et les prix de transport des convois mortuaires et des personnes se rendant au cimetière de Méry ;

4° Le régime des inhumations sur la base de la suppression de la tranchée commune.

Cette décision doit se heurter à plus d'une difficulté. En effet, dans l'emprunt municipal de 1874, une somme de 12 millions est affectée au cimetière de Méry.

L'Assemblée nationale, appelée à discuter la loi pour autoriser l'emprunt, décida que les 12 millions seraient affectés, non spécialement au cimetière de Méry, mais à des cimetières nouveaux à créer à Paris.

Un des membres dit à la tribune : « Ce n'est pas seulement une question municipale, c'est une question qui intéresse la France tout entière. Nous avons tous nos morts à Paris. Ce que je demande, c'est que la question puisse revenir entière devant l'Assemblée et que vous puissiez la juger dans son intégrité. »

Aux yeux de l'Assemblée, la question est réservée, et sera sans doute discutée lors du projet du chemin de fer spécial de Méry.

Si le cimetière de Méry est accepté, la question de salubrité ne sera pas résolue, les accidents actuels se reproduiront.

Transporter l'infection de Paris à Méry n'est pas un progrès.

Ce n'est pas l'effet qu'il faut éloigner, c'est la cause du mal qu'il faut détruire, c'est-à-dire le système de l'inhumation.

Si je ne prévoyais une dépense énorme de 50 à 80 millions pour la Ville de Paris et si je n'étais chargé de surveiller l'emploi de ses fonds, je verrais avec plaisir la création du cimetière de Méry ; car ce cimetière est

la démonstration de la nécessité de la crémation.

Qui donc ne préférera être brûlé et conservé dans les beaux cimetières de Paris au
milieu de ses parents et de ses amis, plutôt
que d'être inhumé à Méry, abandonné de
tous ?

La science a indiqué la solution, c'est
maintenant l'œuvre du législateur et de l'administrateur de la réaliser.

Je me propose d'indiquer ici l'état actuel
de la question, au double point de vue théo-
rique et pratique.

CHAPITRE V

Je crois avoir précisé suffisamment les termes du problème hygiénique pour en présenter la solution.

La décomposition chimique des corps, opérée par un procédé quelconque, produit certains gaz et certains corps solides, utiles à la nature; la décomposition par l'inhumation produit les mêmes corps gazeux, et, en outre, des gaz, des liquides et des miasmes qui sont dangereux pour la santé publique.

Dès lors, il s'agit de trouver un mode de décomposition qui donne les mêmes résultats utiles sans produire les mêmes dangers ; qui fasse disparaître les morts sans nuire aux vivants.

Ce système existe ; c'est celui de la crémation ou de l'incinération des morts.

La crémation au point de vue scientifique est la transformation immédiate du cadavre en eau, acide carbonique, hydrogène carboné, azote et cendres. Ce sont les mêmes produits que ceux qui se forment pendant la putréfaction dans la terre, moins les miasmes et la matière organique.

Dans la crémation comme dans l'inhumation, la destruction du corps est due à la combinaison de l'oxygène de l'air avec les atomes organiques.

On peut dire que la crémation est la purification du cadavre rendu à son état primitif, c'est-à-dire sa transformation en cendres ou poussière et la destruction complète des causes d'insalubrité.

Plus d'altération des eaux potables, plus de méphitisme de l'atmosphère, en un mot plus d'empoisonnement des vivants par les morts.

La crémation opère en une demi-heure la transformation du cadavre, que l'inhumation met cinq ans à accomplir.

La crémation répond donc à un besoin social, elle remédie à des maux certains, inconstestables.

Elle réalise un progrès.

CHAPITRE VI

HISTOIRE DE LA CRÉMATION

L'usage de faire disparaître par le feu les corps des morts remonte aux temps les plus reculés de l'histoire et même à l'époque préhistorique.

Je ne rappellerai pas l'histoire d'Artémise buvant, mêlée au vin, la cendre de son époux Mausole ; cette histoire, souvent citée comme exemple de fidélité conjugale, est aussi le cas de crémation le plus ancien qui soit historiquement connu.

La crémation a été en usage chez tous les peuples de l'antiquité, et chez certains d'entre eux elle constituait un honneur particulier rendu aux grands hommes.

Les Grecs, les Latins brûlaient leurs morts; les Germains, d'après Tacite, employaient certaines essences de bois pour le bûcher des hommes éminents ; cet usage s'est perpétué dans l'Inde.

Les Hébreux la considéraient comme un témoignage d'honneur et de vénération, puisqu'ils brûlaient leurs rois.

Les Romains brûlaient également leurs morts, au moins pendant une certaine période de leur histoire et jusqu'à la décadence de l'Empire.

Un auteur, qui a fait de l'origine de la crémation une étude spéciale, résume ainsi les principaux motifs qui avaient fait adopter la crémation dans l'antiquité ; je crois utile de les mentionner, parce que ces motifs sont encore applicables, dans une certaine mesure, à l'époque actuelle[1].

« 1° Le mode de la crémation peut avoir été préféré dans quelques cas, comme un moyen de préserver les vivants des effets funestes de la putridité par les corps des morts. Les Romains conservaient originairement dans leurs maisons les tombes de leurs parents décédés.

» 2° Ceux qui ont voulu conserver les restes des morts, aussi longtemps qu'il était possible, par respect pour leur mémoire, ont dû préférer la crémation à l'inhumation.

» 3° Avant que la crémation fût généralement adoptée par aucune nation, elle a pu

1. *De l'origine de la crémation ou de l'usage de brûler les corps*; dissertation traduite de l'anglais de M. Samieson, membre de la Société royale d'Édimbourg, par A.-M.-H.-B. Paris, 1821. Pages 13-15.

être regardée comme nécessaire, quand une maladie pestilentielle a régné.

» 4° Quelques-uns des anciens préféraient encore ce mode de la crémation, parce que, suivant leurs idées, il devait réduire plus promptement le corps à ses principes. »

Malgré ces avantages, la crémation disparut, probablement à cause de la dépense excessive qu'elle occasionnait.

Puis à cette époque, l'exécution était imparfaite : les gaz résultant de la combustion ainsi que la fumée du combustible, tous imprégnés d'une odeur empyreumatique, se répandaient dans l'atmosphère, infectaient l'air et devenaient une cause d'insalubrité.

Aujourd'hui ces inconvénients n'existent plus.

La science a fait des progrès : elle fait servir les gaz mêmes produits pour la combustion des cadavres à alimenter le foyer et à brûler le corps, de sorte que le corps peut être réduit en cendres, sans fumée ni odeur et en un espace de temps très-court.

Mais avant d'en venir aux moyens pratiques, examinons les avantages du procédé.

CHAPITRE VII

LA CRÉMATION, LA RELIGION ET LA FAMILLE

La crémation est sans nul doute le mode
de sépulture le plus rationnel; il donne la solution la plus satisfaisante pour la protection
de la vie humaine. Montrons qu'il n'offense
ni la morale ni la religion.

C'est à peu près à la naissance du christia-
nisme que l'usage de la crémation disparut.

Peut-être la manière de pratiquer l'incinération portait-elle atteinte aux cérémonies

funèbres, car il paraît établi que cet usage n'est tombé en désuétude que par l'influence des idées religieuses.

Cependant il est très-facile de respecter, avec la crémation, les idées et les habitudes religieuses, car, ensevelir les morts ou les brûler, cela ne change en rien les cérémonies funèbres de la religion.

Les idées de résurrection restent intactes : il n'est pas plus difficile à la haute puissance (pour les croyants) de réunir les cendres résultant de l'incinération que la poussière d'un cadavre dévoré par les vers.

Sur le terrain de la crémation, toutes les doctrines peuvent se donner la main.

Le matérialisme, que M. l'archevêque de de Paris, dans une lettre publique, a qualifié peu poliment d'abject, et le dogme catholique

que je m'abstiendrai de qualifier, peuvent se rencontrer sans se flétrir[1].

Aucun dogme n'exige que les cadavres des morts, en se décomposant, viennent compromettre la santé des vivants ; aucune idée religieuse ne s'oppose à ce que les corps, au lieu de pourrir lentement dans le sol pour devenir poussière, soient brûlés et transfor-

---

1. Il y a dans cette lettre de M. l'archevêque de Paris, que j'ai eu déjà occasion de citer, un passage que je crois devoir relever.

M. le cardinal reproche, actuellement et avec juste raison, au projet de Méry, d'être inspiré par l'esprit d'une époque où l'on voulait faire de Paris le centre de toutes les jouissances humaines.

Lui appartient-il bien de condamner aujourd'hui le régime corrompu dont il a été le serviteur assermenté et salarié ?

Peut-on oublier que lorsque certains matérialistes protestaient et luttaient contre l'empire, le clergé catholique, lui, absolvait le crime de Décembre, encensait les criminels, chantait des *Te Deum*, et ne dédaignait pas de prendre sa part des joies et des fêtes perpétuelles de ce temps, sans se soucier autrement du sérieux et des devoirs de la vie !

més immédiatement en poussière ; aucune théorie philosophique ne fait obstacle à ce que les vivants, tout en respectant la mémoire des morts qu'ils ont aimés, cherchent à se débarrasser des corps par le procédé qu'ils jugent le plus convenable.

Lors de la discussion des cimetières au Conseil municipal de Paris, un orateur a raconté que, désireux de connaître l'avis du clergé sur l'incinération, il s'était rendu à l'archevêché, et que l'un des grands vicaires, consulté sur ce point, lui avait répondu qu'il ne voyait aucun obstacle à ce mode de sépulture.

La crémation ne change en rien les cérémonies actuelles de l'église.

Avant d'être brûlés, comme avant d'être inhumés, les corps peuvent y être conduits et de là acccompagnés au temple funéraire de l'incinération, où le prêtre peut réciter sur eux les dernières prières et les asperger d'eau bénite.

Avec l'incinération, on ne porterait aucune atteinte douloureuse à nos mœurs ; on ne condamnerait pas la population à renoncer à sa coutume si respectable d'accompagner ses morts.

On n'aurait plus besoin d'aller chercher loin des villes des terrains à peine abordables, qui finiront eux-mêmes par être encombrés et devenir dangereux pour la salubrité.

La crémation permettrait, en effet, de conserver les cimetières actuels.

Au milieu de ces cimetières se trouverait le temple funéraire, contenant dans le sous-sol les appareils propres à l'incinération, et le surplus du terrain serait transformé en magnifiques jardins, prêts à recevoir les urnes renfermant les cendres des personnes décédées.

Les parents, les amis pourraient y venir prier, méditer et déposer leurs couronnes. Si on le préférait, il serait encore facile d'y construire des columbaria.

Le souvenir des morts, qui contient, comme le disait l'archevêque de Paris, une forte et puissante éloquence, ce souvenir se conservera tout aussi bien par la vue des urnes que par la vue des tombeaux actuels.

L'urne imposera autant de recueillement que les monuments de pierre ou de bois qui encombrent nos cimetières.

Le sentiment de la famille ne peut que gagner à l'usage de la crémation, qui permet à chacun de ne pas se séparer des êtres qui lui ont été chers et d'en conserver les cendres indéfiniment, soit au foyer de la famille, soit dans les champs de repos installés *ad hoc*.

L'urne conservée au foyer rappellera aux enfants les vertus, la sagesse, le courage, le mérite, les bienfaits, les grandes et nobles actions de leurs parents, et sera devant leurs yeux un exemple constant pour leur rappeler les devoirs de l'homme et en former de vrais citoyens.

L'urne sera le livre généalogique des familles. Si, au point de vue matériel, la crémation est un moyen rapide de destruction, au point de vue moral il n'y a pas de procédé plus conservateur.

CHAPITRE VIII

Un fait qui contribue à prouver que la crémation doit satisfaire toutes les opinions, c'est qu'en même temps qu'elle offre toute garantie aux conservateurs, elle fait partie de la tradition révolutionnaire. J'ai retrouvé, à ce sujet, quelques faits très-probants.

En l'an V de la République, une commission du Conseil des Cinq-Cents, chargée de faire un rapport sur les inhumations, proposait de permettre à tout individu de faire

brûler les corps de ses proches, à la condition
que le bûcher fût allumé en dehors des en-
ceintes fortifiées [1].

Ce projet n'aboutit pas, mais aucune opposition ne fut manifestée contre la crémation ;
à diverses reprises, il fut renvoyé, pour être
perfectionné, à de nouvelles délibérations de
la commission, d'où il ne revint plus.

Un autre précédent, plus important et
moins connu, est le projet présenté à l'administration centrale du département de la
Seine, et adopté par ladite administration,
dans sa séance du 14 floréal an VII.

Le Conseil municipal d'alors, élu comme
celui d'aujourd'hui par la population, s'y
rallia avec empressement. Les motifs invo-
qués alors subsistent encore dans toute leur
force et je ne puis me dispenser de les citer.

1. Rapport et projet présentés par Daubermesnil,
procès-verbal du Conseil des Cinq-Cents, séance du 21
brumaire an V.

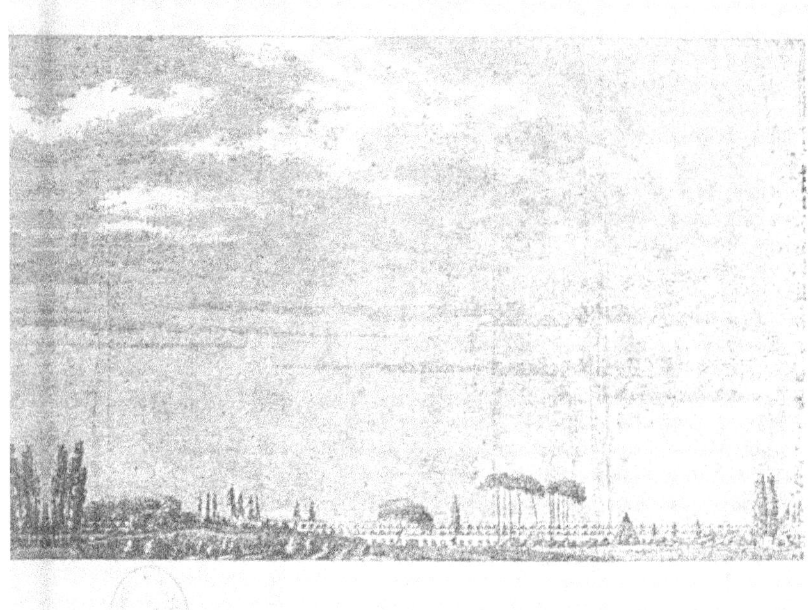

(Page 83.

RAPPORT SUR LES SÉPULTURES, PRÉSENTÉ A L'ADMI-
NISTRATION CENTRALE DU DÉPARTEMENT DE LA
SEINE, PAR LE CITOYEN CAMBRY, ADMINISTRATEUR
DU DÉPARTEMENT DE LA SEINE, AN VII.

Le champ de repos doit être placé dans un lieu
fort élevé, très-aéré.

Montmartre remplit ces deux conditions.

Dix hectares de terre seraient acquis, autour
desquels on élèverait un mur de quatre-vingt-un
centimètres d'épaisseur et de trois mètres quatre-
vingt-dix centimètres de haut.

Dans la construction de ce mur, on pratiquerait
des voussures (ou columbaria) dans lesquelles on
déposerait les urnes cinéraires.

Quatre grandes portes dédiées à l'Enfance, à la
Jeunesse, à la Virilité, à la Vieillesse, serviraient
d'entrée à ce grand établissement; elles condui-
raient, par quatre routes sinueuses, au monument
central, image du dernier terme de la vie.

Ce monument offre une pyramide de vingt-huit
mètres de base; un trépied la couronne.

Cette pyramide serait disposée dans l'intérieur de manière à ce que le travail nécessaire pour consumer les corps pût se faire sans que le public s'en aperçût. Les foyers destinés à cette opération sont placés dans les angles des pyramides.

La disposition des fours est telle qu'aucun mélange de cendres ne peut avoir lieu. On n'emploierait pas le bois, devenu si rare, à l'entretien de ces fourneaux, ingénieusement disposés par la chimie moderne.

Dans l'intérieur de ce majestueux monument, on déposerait les cendres des grands hommes, de ceux qui, dans un poste éminent, se seraient sacrifiés pour la Patrie.

Quatre autres bâtiments seraient élevés dans l'intérieur de la commune.

On y déposerait les corps sur des tables de marbre, jusqu'au moment où les chars du soir les enlèveraient pour les porter au champ du repos.

La forme de ces bâtiments est analogue à leur destination. Un trépied, des candélabres et quelques ornements légers en forment la décorat sur le trépied on brûlerait sans cesse des herbes odoriférantes et des parfums.

Des chars conduits par des chevaux, accompagnés d'hommes à pied, précédés d'un commissaire à cheval, recueilleraient les corps, les enlèveraient après une visite qui constaterait les causes de la mort.

Les parents, les amis auraient la faculté d'accompagner cette marche funèbre jusqu'au lieu de la station.

Ils pourraient prendre toutes les précautions qu'indique la prudence, et qu'il serait facile d'établir, pour être certains que les corps de leurs proches seraient respectés.

À la chute du jour, quatre chars, attelés de chevaux couverts, enveloppés de drap de couleur violette, guidés par quatre hommes à pied, précédés d'un commissaire, de deux trompettes ou trombones, et suivis de soldats, iraient au pas porter les corps au champ de repos où l'on pourrait encore les suivre en voiture, à cheval, à pied.

La plus grande décence régnerait dans ces pompes funèbres.

À la suite de ce projet, l'arrêté suivant fut adopté par les autorités élues du département de la Seine, dans la séance du 14 floréal an VII.

L'administration centrale du département,

Considérant que de tous temps les lieux de sépulture ont été éloignés de l'enceinte des cités, qu'ils ne se sont trouvés renfermés dans Paris que par l'agrandissement successif de cette commune et que les citoyens n'ont jamais cessé de réclamer contre cet abus funeste, tant sous l'ancien gouvernement que depuis l'établissement de la République ;

Considérant que les inhumations doivent être faites avec décence et dignité, et que le lieu des sépultures publiques doit avoir un caractère imposant et convenable à une grande cité ;

Considérant que, dans les temps anciens, la plupart des peuples ont été dans l'usage de brûler les corps, et que cet usage n'a été aboli, ou plutôt n'est tombé en désuétude que par l'influence qu'ont eue les opinions religieuses ; qu'il est avantageux sous tous les rapports de le ré-

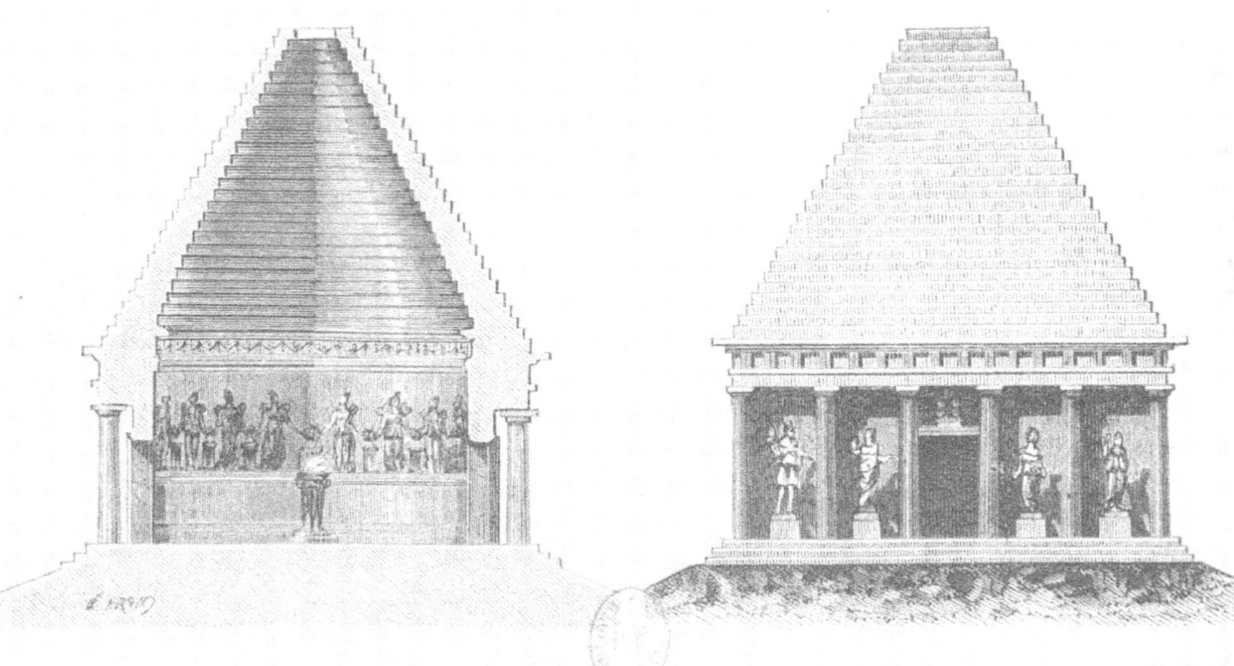

DÉPOSITOIRE, VUE INTÉRIEURE.　　　DÉPOSITOIRE, VUE EXTÉRIEURE.

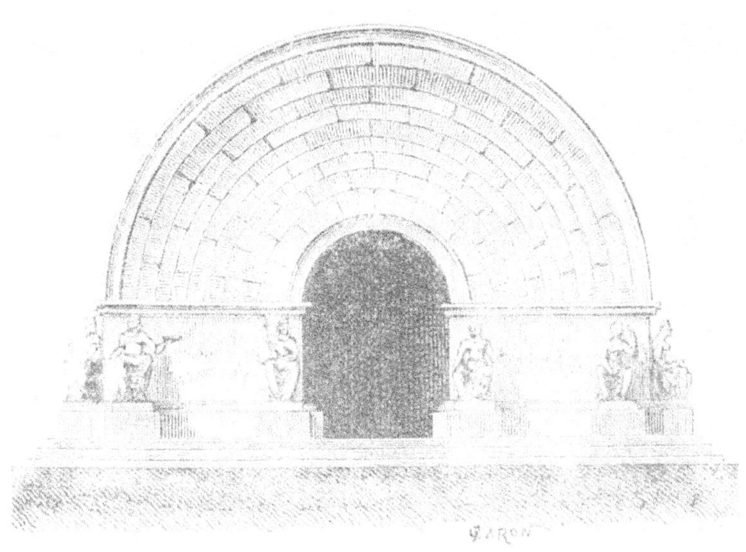

DÉPOSITOIRE, VUE EXTÉRIEURE.

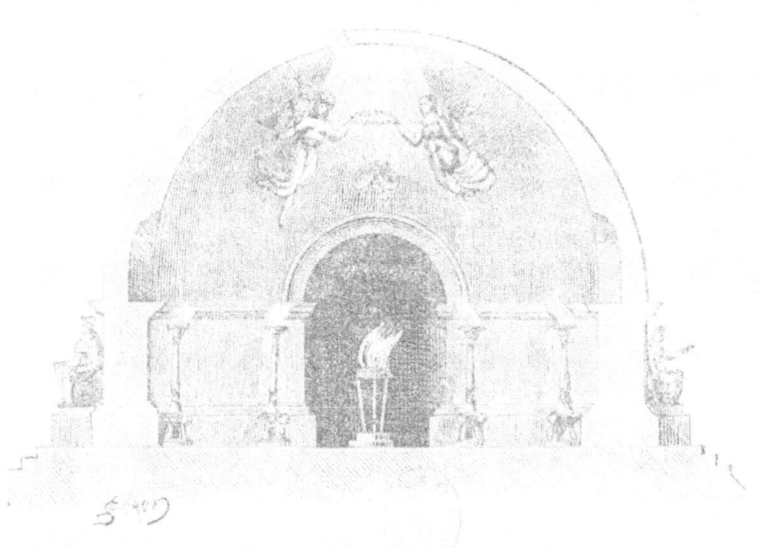

DÉPOSITOIRE, VUE INTÉRIEURE.

(Page 87.)

établir, et que d'ailleurs la faculté de s'y conformer n'empêchera pas celle de rendre les corps
à la terre, ainsi que d'autres peuples l'ont prati
qué et le pratiquent encore ;

Ouï le Commissaire du Directoire exécutif,

Arrête :

ARTICLE PREMIER. — Il y aura un champ de repos pour la commune de Paris.

ART. 2. — Ce champ sera situé hors des murs.

ART. 3. — Il sera procédé à l'établissement de
ce champ sur la montagne appelée vulgairement
Montmartre, laquelle portera désormais le nom
de Champ de repos.

ART. 4. — Ce champ de repos et les bâtiments
qu'il devra renfermer seront conformes aux plans
et élévations indiqués.

ART. 5. — Il sera construit, dans l'enceinte de
la commune de Paris, quatre monuments parti-
culiers qui porteront le nom de dépositoires (1).

(1) Voir les gravures.

Art. 6. — Le champ de repos et les dépositoires auront chacun un concierge particulier;
ces concierges devront savoir lire et écrire.

Art. 7. — Les corps seront enlevés à domicile
et conduits au dépositoire trente-six heures après
décès.

Art. 8. — Ils seront transportés du dépositoire
au champ de repos à la naissance du jour ou à
l'approche du soir.

Art. 9. — Il y aura un char funèbre pour trois
arrondissements de Paris.

Art. 10. — Il aura la forme d'un tombeau an-
tique; il sera attelé de deux chevaux et conduit
par un cocher expérimenté, qui sera accompagné
de deux porteurs dont les fonctions seront de
descendre les corps et de les placer sur le char.
Ce char conduira les décédés du domicile au dépositoire.

Art. 11. — On ne pourra placer qu'un corps

sur chaque char. Il y aura des chars de plus petite proportion pour les enfants.

Art. 12. — Les chars destinés à transférer les corps du dépositoire au champ de repos, seront assez grands pour contenir plusieurs corps.

Ils seront attelés de quatre chevaux.

Art. 13. — Les conducteurs des chars seront responsables des corps qu'ils auront enlevés jusqu'à ce qu'ils les aient remis à leur destination.

Art. 14. — Les parents et amis des décédés seront libres d'accompagner les chars s'ils le jugent convenable.

Art. 15. — Pour leur en faciliter le moyen, il y aura près de chaque dépositoire des voitures de deuil, dont ils pourront se servir en payant le prix qui va être fixé.

Art. 16. — Il sera payé, pour le transport et inhumation de tout individu décédé au-dessus de douze ans, la somme de 30 francs.

Pour ceux au-dessous de cet âge, 15 francs.

Dans ces sommes sera compris l'achat du cercueil.

Pour chaque voiture de deuil, 5 francs.

Art. 17. — Les transports et inhumations des décédés indigents seront faits gratuitement, et il leur sera fourni un cercueil.

Art. 18. — Seront seuls réputés être décédés dans l'indigence, ceux qui auront reçu, pendant leur maladie, les secours des comités de bienfaisance.

Art. 19. — Le produit annuel des transports et inhumations dans tout le canton de Paris sera employé à l'établissement et entretien du champ de repos, dépositoire et chars, aux salaire et habillements des concierges, conducteurs, porteurs et autres préposés nécessaires aux inhumations.

Art. 20. — Pour l'emploi le plus économique desdites sommes il sera établi un mode particulier, de concert avec les administrations muni-

cipales que la loi du 27 vendémiaire an VII a
chargées des dépenses relatives aux cimetières.

ART. 21. — Tout individu décédé, qui ne sera
pas destiné à une sépulture particulière, sera
conduit à la sépulture publique pour y être inhumé ou consumé par le feu, ainsi que ses parents, amis ou ayants-cause le désireront, à moins
qu'il n'ait lui-même, avant son décès, exprimé
par écrit son intention à cet égard.

ART. 22. — Les parents ou ayants-cause d'un
décédé, qui voudront en recueillir les cendres,
pourront assister collectivement ou choisir un
d'entre eux pour être présent à la consommation
du corps.

ART. 23. — Les cendres d'un décédé ne pourront être refusées à celui de ses parents ou amis
qui les réclamera.

Il en donnera un reçu au concierge du champ
de repos.

Art. 24. — Il y aura dans l'enceinte du champ
de repos un dépôt d'urnes funéraires, parmi lesquelles il y en aura toujours au prix de 1 fr. 80
centimes.

DÉLIBÉRATION DE L'ADMINISTRATION CENTRALE DU DÉPARTEMENT DE LA SEINE, EN DATE DU 2 FRIMAIRE AN VII DE LA RÉPUBLIQUE FRANÇAISE, UNE ET INDIVISIBLE.

L'administration centrale du département,

Considérant qu'elle ne peut qu'applaudir aux idées neuves et sentimentales que présente le rapport du citoyen Cambry.

Arrête :

Le rapport susvisé et les projets de l'architecte seront envoyés à toutes les autorités et administrations de la République.

Le projet du citoyen Cambry obtint, com-

me je viens de le dire, l'assentiment de l'administration centrale du département de la
Seine ; il était prêt à être exécuté, quand
survint l'attentat du 18 brumaire, qui, en
supprimant l'administration centrale élue,
empêcha la réalisation du plan qu'elle avait
combiné et organisé.

Que ce soit pour nous un grief de plus
contre ce néfaste évènement !

Ce qui était possible en l'an VII est facile
aujourd'hui, grâce aux progrès de la science ;
un seul obstacle avait été à cette époque
signalé dans les mémoires envoyés à l'Insti-
tut (car la crémation a eu les honneurs d'un
concours académique), c'était la dépense du
combustible. Aujourd'hui ce point est écarté :
les procédés déjà connus réduisent la dépense
à quelques francs et la durée de l'opération
à moins d'une heure :

Rien ne s'oppose donc plus à l'exécution perfectionnée des décisions que je viens de transcrire.

Rien ne s'oppose donc plus à l'exécution perfectionnée des décisions que je viens de transcrire.

CHAPITRE IX

ÉTAT ACTUEL DE LA QUESTION AU POINT DE VUE ADMINISTRATIF

Ce n'est pas seulement notre propre tradition, c'est aussi l'exemple de l'étranger qui nous invite à sortir de la routine.

La France, en effet, qui avait pris, il y a soixante-quinze ans, l'initiative de cette réforme, est actuellement distancée par les autres nations.

En Suisse, en Italie, en Allemagne, en Angleterre, des sociétés se sont formées pour la crémation,

6

A Vienne (Autriche), au mois de février 1874, le conseil municipal a invité l'administration supérieure à prendre les mesures nécessaires pour que, dans le plus bref délai, la crémation puisse s'effectuer.

A Gratz, un concours a été ouvert pour la recherche d'un procédé commode.

A Londres une société s'est formée, et vient d'acheter des terrains où seront construits les appareils nécessaires à la crémation. On espère que cette société pourra bientôt commencer ses opérations.

A Dresde, dans une séance plénière tenue le 10 février 1874, par le conseil des députés de la ville, la résolution suivante a été prise pour être communiquée au conseil municipal :

« L'Assemblée accepte en principe l'incinération des corps ; mais avant de se prononcer définitivement sur la question, elle désire que le conseil municipal lui soumette des propositions concernant le règlement des formalités qui devront accompagner cet acte. Dès que le conseil municipal aura exaucé ce vœu, la question sera portée à la connaissance du ministre de l'intérieur, qui, sans aucun doute, autorisera l'incinération facultative. »

C'est à la suite de tous ces précédents que, l'occasion se présentant, à propos de la discussion sur la création des nouveaux cimetières, de porter la question devant le Conseil municipal de Paris, je me décidai à formuler une proposition formelle sous forme d'amendement.

Je reproduis le texte complet, parce qu'il donne le résumé de la situation résultant de l'existence des cimetières, et qu'il indique tous les embarras que produirait la prolongation de cette situation.

AMENDEMENT AU PROJET DE LA DEUXIÈME COMMIS-
SION DU CONSEIL MUNICIPAL DE PARIS, RELATIF
A LA CRÉATION DE NOUVEAUX CIMETIÈRES (Séance
du 8 août 1874).

Vu le rapport de la deuxième Commission concluant à l'établissement d'un cimetière unique à
Méry ;

Vu le contre-projet soutenu par la minorité
de la Commission, tendant à la création de cimetières périphériques ;

Vu les rapports de MM. Alphand et Belgrand,
proposant la création d'un second cimetière à
Wissous ;

Considérant, en premier lieu, que le système
des cimetières périphériques présente les plus
grands dangers pour la salubrité publique, soit
à raison de la nature des terrains qui s'opposent
à la décomposition des corps, soit à raison de
la direction des eaux qui filtrent souterrainement

dans la Seine ou la Marne, soit aussi en raison des miasmes pestilentiels qui s'en exhaleraient et que le vent amènerait constamment sur Paris, tantôt d'un côté, tantôt d'un autre ;

Considérant, en second lieu, que le terrain proposé pour le cimetière à Wissous est loin d'offrir les garanties nécessaires, soit par sa position au sud, soit par la composition du terrain ; attendu qu'il suffirait, pour le démontrer, de rapprocher les appréciations diverses contenues dans les documents officiels ; M. le Directeur des travaux de Paris affirmant que les conditions géologiques sont *assez favorables*, tandis que M. le Rapporteur n'hésite pas à dire qu'elles sont *loin d'être satisfaisantes* ; que cette contradiction semble à bon droit inquiétante dans une question qui exige une certitude absolue;

Considérant, en troisième lieu, que l'établissement d'un cimetière à Méry-sur-Oise, sans présenter, au moins immédiatement, les mêmes dangers d'insalubrité, les laisse subsister pour l'avenir, par une agglomération énorme de cadavres sur un seul point; que, d'ailleurs, ce dernier projet présente de telles difficultés d'exécution que M. le Rapporteur, tout en concluant à son adoption, est forcé de reconnaître que ce nouveau cimetière sera seulement *abordable*, et qu'il exprime les doutes les plus sérieux sur l'adhésion de la population ;

Considérant qu'en présence de cette incertitude sur l'utilité du projet, il est impossible d'autoriser les dépenses considérables qu'il entraînerait, dépenses dont l'évaluation approximative varie de dix à trente millions ;

Considérant enfin qu'aucun des projets présentés ne fournit une solution acceptable et définitive de la question des inhumations parisiennes ; que tous présentent, à des degrés plus ou moins élevés, les mêmes dangers et les mêmes inconvénients ; que les difficultés et les embarras qui se rencontrent de tous côtés démontrent jusqu'à l'évidence que c'est le système de l'inhumation qu'il faut supprimer ;

Considérant que Paris, pour se débarrasser d'un foyer d'infection, ne peut cependant empoisonner ses voisins ;

Qu'il est urgent de procéder à une réforme complète sans s'arrêter aux expédients d'une routine condamnée par l'expérience; que cette réforme consiste dans la crémation des corps;

Par ces motifs ;

J'ai l'honneur de présenter au Conseil municipal, sous forme d'amendement, le vœu suivant :

1° Les divers projets relatifs à la création de cimetières sont écartés;

2° Un concours sera ouvert pendant six mois pour la recherche du meilleur procédé pratique propre à l'incinération des corps;

3° L'Administration est invitée à mettre de suite la question à l'étude, et à solliciter des pouvoirs législatifs une loi autorisant l'usage de la crémation dans la commune de Paris;

4° En attendant la mise en exécution de ce système, M. le Préfet est autorisé à acheter les

terrains nécessaires pour l'établissement de cimetières provisoires.

Cet amendement fut envoyé à la commission des cimetières, et dans la séance du 14
août 1874, le Conseil adoptait la décision
suivante :

M. le Préfet de la Seine est invité à prendre
les mesures nécessaires pour ouvrir un concours dont la durée sera de six mois, dans le
but de rechercher le meilleur procédé pratique d'incinération des corps, ou tout autre
système conduisant à un résultat analogue.

Le Conseil municipal déterminera ultérieurement les conditions et le programme dudit
concours, à la suite duquel il y aura lieu de
solliciter des pouvoirs publics une loi autorisant l'usage facultatif de la crémation dans
la ville de Paris.

Conformément à cette délibération, le **15** février **1875**, M. le Préfet de la Seine prenait l'arrêté suivant :

ARTICLE PREMIER. — Une commission administrative est formée à l'effet d'étudier les conditions et le programme d'un concours à ouvrir dans les termes de la délibération du 14 août 1874.

ART. 2. — Cette commission se composera de MM. Hérold, président, Degouve-Denuncques, Cadet, Charles Loiseau, Mallet, Viollet-Leduc, Deligny, conseillers municipaux ; Pelletier, directeur de l'administration générale ; Feydeau, inspecteur général des cimetières ; Baube, membre du conseil d'hygiène ; Bouchardat, professeur à l'École de médecine, membre du conseil d'hygiène et Motheré, secrétaire, avec voix consultative.

ART. 3. — Les procès-verbaux des séances de ladite commission et le rapport dans lequel se-

ront consignées ses observations et ses conclusions, seront adressés au préfet de la Seine pour
être communiqués à M. le préfet de police chargé
de tous les services intéressant la salubrité, et
soumis ultérieurement au Conseil municipal.

Art. 4. — M. le Secrétaire général de la Préfecture et M. le directeur de l'administration
générale sont chargés de l'exécution du présent
arrêté.

Paris, 15 février 1875.

Signé : Ferdinand Duval.

Quelques jours après cet arrêté, la commission, sous la présidence de M. Hérold,
entrait en fonctions.

Dans sa première séance, après une discussion préliminaire, une sous-commission
de cinq membres fut désignée pour étudier

un projet de programme que j'avais présenté et en faire un rapport à la commission.

Après plusieurs réunions et une discussion approfondie de la sous-commission, un rapport fut fait à la commission et le projet de programme suivant adopté à l'unanimité de ses membres, le 16 juillet 1875 :

ARTICLE PREMIER. — Le procédé d'incinération ou de décomposition chimique devra assurer la transformation des matières organiques, sans production d'odeur, de fumée, ni de gaz délétères.

ART. 2. — On devra garantir l'identité de la conservation totale et sans mélange des matières fixes.

ART. 3. — Le moyen sera expéditif et économique.

ART. 4. — Il ne sera apporté aucun obstacle à

la célébration des cérémonies religieuses de quelque culte que ce soit.

Art. 5. — Le concours sera ouvert le
et fermé le   (six mois après.)

Art. 6. — Les concurrents remettront, à l'appui de leur projet, un devis d'établissement, un devis de fonctionnement, et indiqueront le prix de revient de l'opération.

Art. 7. — Moyennant le payement des primes ci-après stipulées, la Ville restera propriétaire des projets et procédés quant à leur application aux services funèbres de Paris, soit dans l'enceinte de la ville, soit dans les cimetières extérieurs.

Art. 8. — Le classement des projets n'aura lieu qu'après des expériences comparatives et pratiques.

Ces expériences se feront aux frais des concurrents; mais il sera alloué une subvention pour les essais des projets et procédés que le jury aura déclarés admissibles dans un premier examen.

ART. 9. — L'auteur du projet classé premier recevra une prime de 25,000 francs; le second, une prime de 15,000 francs; le troisième, une prime de 10,000 francs.

Le travail de la Commission fut remis à M. le Préfet de la Seine ; celui-ci écrivit, le 21 août 1875, à son collègue M. le Préfet de police, qu'avant de soumettre ce programme au Conseil municipal, il croyait devoir prendre l'avis du Préfet de police sur la question qu'il s'agit de résoudre et qui touche, par certains points, aux attributions de l'administration chargée plus directement de tous les services intéressant la salubrité.

Le 17 décembre 1875, M. le Préfet de police a renvoyé ces documents au Conseil d'hygiène et de salubrité.

Aussitôt une Commission, composée de MM. Baude, Boussingault, Bouchardat et Trost, a été chargée d'examiner la question et de présenter un rapport.

Ce rapport, adopté par la réunion du Conseil d'hygiène et de salubrité dans sa séance du 25 février 1876, fut communiqué au Conseil municipal le 4 mars par M. le Préfet de police.

En voici le texte :

La lettre du Préfet de la Seine ne spécifiant aucune demande particulière sur laquelle l'attention du Conseil doive être plus spécialement attirée, la Commission a cru devoir examiner successivement les points suivants :

1° La possibilité d'opérer l'incinération des corps sans production d'odeur, de fumée, ni de gaz délétères ;

2° Les avantages que l'incinération pourrait offrir au point de vue de la salubrité ;

3° Les inconvénients qu'elle présenterait au

point de vue des investigations de la justice pour la recherche des crimes.

La Commission n'avait pas à s'occuper de la convenance de respecter la célébration des cérémonies religieuses ; cette convenance a été reconnue par le Conseil municipal et par la Commission administrative qui a déterminé le programme de concours ci-dessus indiqué.

Il est d'ailleurs bien entendu que l'incinération ne serait nullement obligatoire, mais qu'elle serait simplement facultative dans des conditions à déterminer par une loi spéciale.

I. — Sur la première question examinée par votre Commission, le rapport peut être très-bref : il n'est pas douteux qu'en ayant recours à des foyers à gaz, analogues à ceux que l'on emploie dans la métallurgie, on aurait une incinération rapide. Il serait possible d'obtenir, sans aucun mélange de matières étrangères, les cendres du corps soumis à la crémation. Il ne se répandrait d'ailleurs aucune odeur fétide, aucune fumée, car ces foyers sont essentiellement fumivores. On n'aurait par suite aucun inconvénient à redouter pour la salubrité publique.

Les conditions du programme présenté au Conseil municipal pourront donc être facilement remplies, sauf peut-être la condition d'économie, car, avec ces foyers, la crémation ne deviendrait économique qu'à l'époque probablement encore éloignée où un four pourrait fonctionner d'une manière continue.

II. — La crémation présenterait des avantages sur le mode d'inhumation dans la fosse commune où un espace insuffisant est réservé à chaque corps. Il peut, en effet, en résulter des émanations fétides et l'altération des eaux souterraines, lorsque la terre se trouve saturée de matières organiques en décomposition et que l'air ne peut arriver en quantité suffisante pour déterminer une combustion complète. Mais les plus graves inconvénients des cimetières actuels disparaîtraient le jour où la fosse commune, établie dans des terrains convenablement perméables, ne contiendrait qu'un nombre limité de corps suffisamment espacés et pourrait être rendue à l'agriculture après avoir été fermée pendant un certain nombre d'années : car les corps inhumés dans un sol perméable sont, en définitive, livrés à une sorte de combustion lente et indirecte qui ne présente aucun inconvénient tant que les produits intermédiaires et dangereux n'arrivent pas à la surface du sol.

III. — L'inhumation présente pour la société des garanties que l'on ne trouve pas dans la crémation, si l'on considère la question au point de vue de la recherche et de la constatation des poisons, dont l'existence n'est souvent soupçonnée que longtemps après le décès.

En effet, les poisons peuvent, au point de vue qui nous occupe, être divisés en deux classes :

1° Les poisons que la crémation ferait disparaître ;

2° Les poisons qu'elle ne détruirait pas complétement.

Dans la première classe se rangent toutes les
substances toxiques d'origine organique et, de
plus, l'arsenic, le phosphore et le sublimé corrosif, c'est-à-dire les poisons qui sont le plus
fréquemment employés. Dans tous les cas d'empoisonnement par l'une de ces substances, la
crémation ferait disparaître toute trace du crime,
elle en assurerait l'impunité, et, par suite, en
encouragerait le renouvellement.

Dans la seconde classe des poisons se rangent
les sels de cuivre et ceux de plomb. Le métal
pourrait être retrouvé dans les cendres, mais il
est bien évident que les intéressés auraient toujours la ressource de disperser ces cendres ou
de les remplacer par d'autres, de sorte que, dans
le second cas, les traces d'un crime seraient généralement aussi faciles à faire disparaître que
dans le premier.

Par suite, les criminels pourraient trouver dans
la crémation une sécurité qu'ils ne rencontrent

pas dans les procédés actuels d'inhumation, et qu'il importe de ne pas leur assurer, car elle serait pour les populations une source de dangers plus graves que l'insalubrité reprochée aux cimetières.

Les objections que l'on peut faire à la crémation seraient levées si la loi exigeait qu'avant toute crémation il fût procédé à l'autopsie du cadavre et à l'expertise chimique de ses organes essentiels, pour y constater la présence ou l'absence de tout poison.

Mais ces expertises, qui n'ont de valeur qu'alors qu'elles sont conduites comme une expérience vraiment scientifique, sont toujours délicates, même lorsque le champ des recherches a été limité par une instruction judiciaire : elles deviendraient extrêmement longues et pénibles, en l'absence de toute indication préliminaire. Aussi, en admettant qu'elles puissent être pratiquées avec la prudence et le talent qu'elles exigent de la part de l'opérateur, tant qu'il n'y aura qu'un petit nombre de crémations, il est bien

difficile d'affirmer qu'elles seraient encore sérieusement réalisables le jour où les demandes d'incinération se multiplieraient (1).

En résumé, Monsieur le Préfet, la Commission
a constaté la possibilité d'obtenir l'incinération
des corps sans dégagement de gaz insalubres;
elle a reconnu l'avantage de cette incinération
sur l'inhumation dans la fosse commune, au
point de vue de l'hygiène, mais elle a trouvé
dans la crémation de très-sérieux inconvénients
au point de vue de la médecine légale, et, par
suite, au point de vue de la sécurité publique.

La Commission a d'ailleurs complétement réservé toutes les questions de sentiment et de
morale.

On voit que la question est sérieusement
engagée; l'administration en est saisie, le
Conseil municipal est décidé à ne pas l'aban-

(1) Voir, au chapitre XII, notre réponse aux objections de la Commission, qui ne nous paraissent pas
décisives.

donner, et on peut être sûr que d'ici à quelques mois le concours projeté pour le meilleur procédé à employer sera ouvert.

Dès aujourd'hui, les nombreuses expériences et les quelques applications qui en ont été faites récemment, garantissent à l'idée que nous défendons un succès certain.

CHAPITRE X.

EXPÉRIENCES.

Pour brûler les corps les anciens se ser-
vaient de bûchers.

C'était une certaine quantité de morceaux
de bois empilés les uns sur les autres ; près
de là un second tas de bois était préparé pour
servir à l'alimentation du foyer.

Le corps enduit souvent de matières gras-
ses ou résineuses et recouvert des poudres de
bois odorants, était ainsi déposé sur le bûcher imprégné lui-même de matières inflammables.

Un prêtre ou un parent y mettait le feu et la combustion devait être entretenue pendant dix ou douze heures.

Cette opération, malgré sa durée, ne donnait pas de résultats satisfaisants ; le plus souvent, en effet, certaines parties du corps, au lieu de se réduire en cendres, étaient seulement carbonisées ; la fumée qui sortait du bûcher et de ce charbon imprégné de graisse, répandait au loin, avec une odeur des plus désagréables, des produits empyreumatiques dangereux pour la santé publique.

Il est certain que si la crémation devait encore s'effectuer d'une manière aussi contraire à l'hygiène, elle serait impossible et absolument incompatible avec nos mœurs et nos habitudes.

Heureusement la science a fait des progrès : des essais ont été tentés et couronnés de succès. Pour apprécier à quel degré de perfection

on est arrivé, je crois devoir citer les expériences faites récemment dans différents
pays.

EXPÉRIENCES EN BELGIQUE.

A Bruxelles, M. Melsens, qui s'est occupé de la question de l'assainissement général des sépultures et des cimetières, avait proposé à la Société royale des sciences médicales et naturelles, la formation, sous son patronage, d'une association en vue de la crémation des morts.

Certains membres de cette société pensaient qu'il était très-difficile, sinon impossible, de transformer un cadavre en acide carbonique, eau, azote et cendres, sans s'exposer à des dégagements de matières odorantes insalubres.

Pour les convaincre du contraire, M. Melsens fit devant eux, dans son laboratoire, une expérience très-simple.

Dans un fourneau chauffé à ciel ouvert, il mit un tube métallique ouvert aux deux extrémités ; l'une débouchait dans un autre fourneau destiné à brûler les gaz résultant de l'opération ; l'autre extrémité recevait le corps à incinérer. Dans cet appareil, bon pour une expérience, deux cadavres d'animaux, l'un du poids de cinq kilogrammes et l'autre du poids de dix kilogrammes, ont été réduits en cendres sans odeur ni fumée, le premier en l'espace d'une heure et le second en une heure et demi.

EXPÉRIENCES EN ITALIE.

L'Italie est au nombre des pays qui étudient ce thème funèbre, et Milan sera probablement la première ville Italienne qui donnera l'exemple de cette méthode de conserver les restes des morts. Le docteur Polli, professeur à l'école de médecine de Milan, a fait des essais au moyen du gaz d'éclairage.

Il fit placer dans un grand tube en terre réfractaire le cadavre d'un chien pesant dix-neuf kilogrammes. Ce tube fut chauffé au rouge blanc au moyen du gaz d'éclairage.

Sous l'action de cette température on vit le corps de l'animal se dessécher rapidement, s'enflammer et se réduire en cendres. Après deux heures de combustion qui répandait une fumée épaisse et une odeur assez désagréable, on ramassa le résidu pesant environ neuf cent grammes.

A la suite de cette première expérience, le docteur Polli s'occupa de trouver un système crématoire faisant disparaître les inconvénients de son premier essai, c'est-à-dire l'odeur et la fumée.

Pour la recherche de cette solution il s'associa l'ingénieur Clericetti et maintenant il semble que, par suite d'un appareil inventé par eux, il ne reste plus à faire à ce sujet que peu ou rien. L'appareil a déjà été éprouvé deux fois à Milan dans le jardin annexe de la fabrique à gaz ; la première fois en famille et la seconde en présence d'une assemblée d'hommes de science et de la Commission municipale, à la complète satisfaction des visiteurs, qui purent assister à la réduction en cendres, d'un morceau de cheval pesant soixante-quinze kilog., en l'espace de deux heures, sans aucun signe de mauvaise odeur, de fuite de gaz ou de fumée.

L'appareil Polli-Clericetti, par sa forme tumulaire, satisfait aux exigences de l'esthétique funéraire : elle dissimule complétement le four d'incinération qui le parcourt dans toute sa longueur. (Voir la gravure.)

Cet appareil, construit en briques réfractaires et en fer, est chauffé par 480 becs de gaz dont la moitié sont des becs à papillon et les autres des becs à flamme mince pour remplir les vides laissés par les premiers.

M. Brunetti, professeur d'anatomie pathologique à Padoue, qui se mit à l'œuvre l'un des

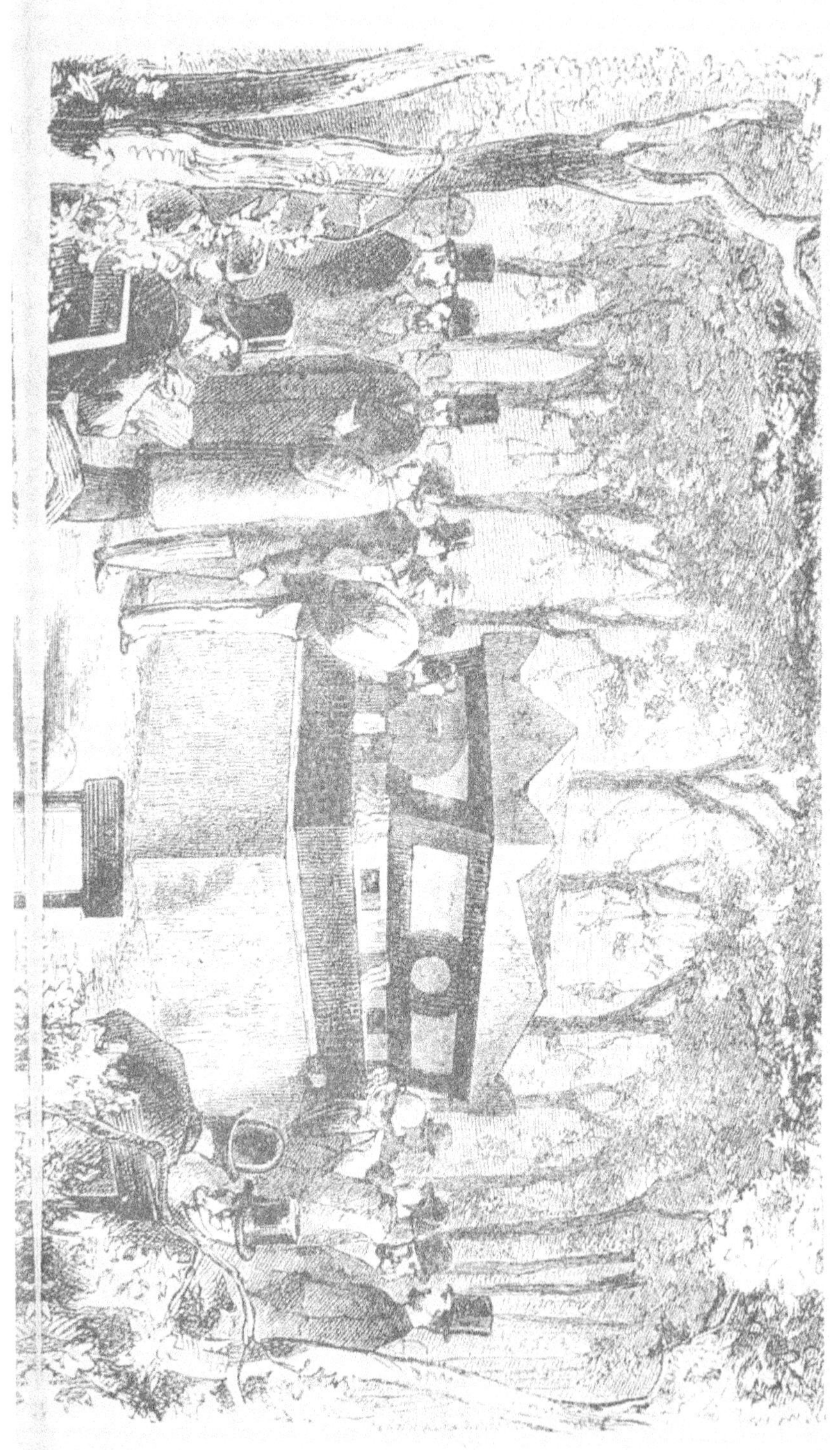

premiers avec énergie, et qui, par un travail assidu et ses recherches continues, a fait faire un grand pas à la question, se sert d'un fourneau muni d'un ventilateur, pour augmenter ou diminuer à volonté la circulation de l'air et distribuer convenablement la chaleur.

Dans ce fourneau, le cadavre déposé sur une plaque de tôle est placé au-dessus d'une pile de bois. Deux autres plaques bombées et rapprochées forment au-dessus du corps une espèce de cloche.

Le corps, renfermé dans cette cornue et soumis à l'action d'une chaleur intense, concentrée, se carbonise. Au bout de deux heures, on ouvre l'appareil, les matières carbonisées sont remuées avec une tige de fer, puis on ferme et on chauffe à nouveau.

Cette seconde opération amène l'incinération complète des organes intérieurs et la calcination des os.

Les restes d'un adulte sont de trois livres environ.

Ce système demande trop de temps et exige une manipulation qui laisse à désirer.

Le professeur Gorini, à Lodi, a fait sur la crémation, des communications nouvelles.

« Je connais, dit-il, une substance qui, poussée à une très-haute température, produit un liquide capable de dissoudre entièrement, de la manière la plus surprenante et en quelques instants, le cadavre que l'on soumet à son action.

» Lorsqu'on examine ce procédé de des-

truction et que l'on voit disparaître le corps
comme par enchantement, il semble au
spectateur que le liquide s'en empare et le
dévore, si je puis ainsi dire.

» A peine le corps est-il placé sur le liquide,
que celui-ci bouillonne, tandis que le corps
s'enflamme comme une paille, brûle sans
odeur et se transforme entièrement en gaz
transparents, qu'il est absolument impossible
de distinguer de l'air atmosphérique. Il ne
reste dans le liquide que la cendre incombus-
tible, facile à isoler par un procédé de filtrage
ou de dessèchement.

» Faute de moyens suffisants je n'ai pu, il
est vrai, essayer mon système que sur des parties isolées des cadavres, mais comme j'ai toujours obtenu le même résultat satisfaisant, je
n'ai pas le moindre doute que la crémation

du corps entier ne se fasse avec un plein succès.

» Je regrette seulement de n'avoir pu jusqu'ici, par la raison que je viens de dire, calculer exactement les frais de l'opération complète. Par contre, je puis donner l'assurance que l'appareil étant établi et la matière portée au degré de chaleur qui lui est nécessaire, les frais de destruction pour chaque cadavre seront très-faibles.

» La même opération pouvant suffire pour brûler successivement un nombre considérable de corps, les frais de chacun seront d'autant moins élevés qu'il y en aura un plus grand nombre.

» Il faut environ 700 ou 800 kilogrammes de houille pour amener la matière au degré de chaleur nécessaire, soit 50 francs environ.

Si l'on admet pour dix cadavres un supplément de frais de 10 francs, le total sera de 60 francs, c'est-à-dire que la combustion de chaque cadavre reviendra à 6 francs environ. »

Le docteur Pini, de Milan, donne la description suivante d'une expérience à laquelle il a assisté:

« Gorini avait invité à une expérimentation plusieurs de ses amis, des chimistes, des médecins et mêmes plusieurs dames.

» Au moment où j'entrais dans son laboratoire, il était occupé à liquéfier certaines substances dans deux creusets; après quelques minutes d'observation attentive, il déclara que le liquide était arrivé au degré d'ébullition convenable pour dissoudre presque instantanément les tissus organiques les plus résistants.

» Alors il prit une jambe, un pied, une main, une hanche et une tête déposés à terre : à peine avait-il mis ces parties de cadavre en contact avec le liquide bouillant, qu'elles s'enflammèrent en produisant un feu clair, et furent entièrement détruites en un temps très-court. La fumée et le gaz qui sortaient du creuset se volatilisèrent instantanément, et l'œuvre de destruction s'accomplit non-seulement sans bruit, mais encore sans que l'odorat des assistants fût affecté en aucune manière.

» Les ustensiles servant à la liquéfaction de la matière destructive sont en fonte de fer; le fourneau, chauffé au charbon de terre, est construit en briques posées simplement et sans ciment les unes sur les autres.

» La description de ce procédé ne fait pas connaître la nature de la matière employée;

toutefois, le professeur Gorini n'entend pas garder son secret pour lui, et encore moins en faire une spéculation.

» Quand cette matière est liquéfiée à une haute température, elle dissout en 20 minutes le cadavre qu'on y a plongé. Le même liquide peut et doit servir pour plusieurs cadavres, sans cela le prix élevé de cette opération la rendrait impraticable. Les cendres qui restent dans le liquide peuvent être retirées à l'aide du filtre métallique placé sous le cadavre, et lavées avec de l'eau pour les débarrasser du liquide qui a servi à la dissolution. »

EXPÉRIENCES EN ALLEMAGNE

Un chien mis dans le four de M. Siemens, de Dresde, après un quart d'heure d'exposition laissait à peine quelques traces de cendres. Les quatre membres ont été de suite consumés, mais le ventre, qui contenait plus d'eau, a mis plus longtemps à disparaître.

DESCRIPTION DU FOUR SIEMENS.

L'appareil entier se compose de trois parties distinctes :

1° Un générateur destiné à produire le gaz nécessaire au chauffage de l'appareil et placé en dehors du bâtiment ;

2° Le four proprement dit, appelé régénérateur et à l'intérieur duquel se trouve la chambre de combustion ;

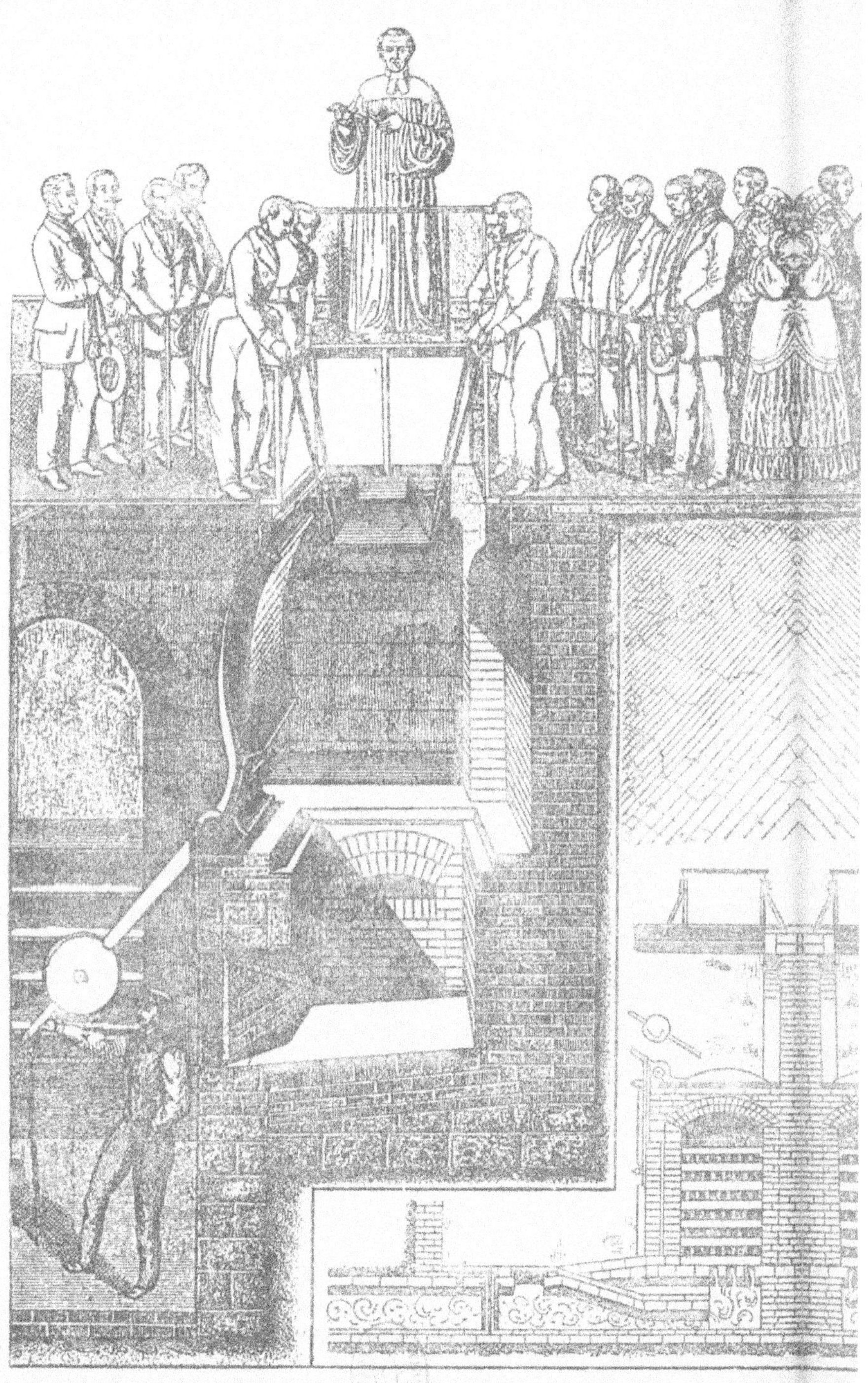

FOUR SIEMENS. (Page 181 sqq.

3° Une grande cheminée qui sert au dégagement des produits de la combustion.

Le four, invisible pour les assistants, est situé dans le sous-sol d'une belle et grande construction, dont l'ensemble présente un aspect monumental.

Le convoi s'arrête devant la porte; le cercueil est enlevé du corbillard pour être déposé sur un catafalque, comme cela se pratique actuellement dans les cimetières.

Aussitôt que la cérémonie d'usage est terminée, que le prêtre a récité ses prières, et que les discours ont été prononcés, une trappe s'ouvre, et le corps est descendu dans le sous-sol comme dans un caveau. La trappe se referme et le corps est immédiatement soumis à l'incinération (1).

(1) Voir la gravure.

Voici comment M. Siemens explique le travail de la crémation au moyen de l'air chaud.

La combustion dans le générateur à gaz est maintenue dans une activité telle qu'il faut renouveler le combustible, charbon, bois ou tourbe, toutes les quatre ou six heures.

Le gaz est conduit par un canal dans le régénérateur, où il rencontre un courant d'air que l'on peut également régulariser, et produit dans le foyer une flamme suffisamment intense pour porter et maintenir au rouge blanc les briques réfractaires.

Ce mélange gazeux sortant du foyer chauffé au rouge sombre la chambre destinée à recevoir le corps; aussitôt que le four se trouve dans les conditions voulues, l'opération de la crémation peut s'accomplir comme il suit.

Le couvercle du four est relevé par un homme chargé de cette manœuvre, afin de permettre l'entrée du corps dans la chambre de combustion ; le couvercle est ensuite fermé et le corps reste exposé un temps plus ou moins long à la température rouge. La soupape du gaz est fermée, de sorte qu'il ne parvient dans la chambre de combustion que de l'air chauffé par son passage dans le régénérateur.

Sous l'action de cet air, le corps déjà chauffé et presque desséché, se dissout rapidement par la destruction des parties combustibles ; les os, non-combustibles, sont eux-mêmes partiellement décomposés, et il reste une poudre, mélange de substances minérales, phosphate de chaux, carbonates alcalins, oxydes métalliques.

Une disposition particulière donne le

moyen de recueillir cette poudre et de la
remettre aux parents dans une urne ou tout
autre vase.

Dans cet appareil, un corps est incinéré en
30 minutes.

EXPÉRIENCES EN ANGLETERRE.

Le docteur Thompson, de Londres, a obtenu de très-beaux résultats à l'aide des fours Siemens.

A une température très-élevée, il a brûlé en trente-cinq minutes un corps pesant deux cent vingt livres qui n'a laissé que cinq livres de cendres.

Avec le même système, il a réduit en cendres blanches, dans l'espace de vingt-cinq minutes, un porc pesant trois cent vingt-six livres.

Dans ces deux opérations, aucune trace de gaz ou de fumée n'a paru s'échapper par la cheminée ; tout a été consumé.

EXPÉRIENCES EN SUISSE.

M. le docteur Kopp a proposé l'emploi des fourneaux à moufle.

Le moufle est un tube d'argile réfractaire, de section ovale ou demi-cylindrique, à parois assez minces et que l'on entoure de charbons incandescents de manière à le porter au rouge.

Les appareils auxquels on donne le nom de cornues, dans la fabrication du gaz d'éclairage, donnent une idée exacte des moufles. L'une des extrémités est fermée par une cloison permanente et l'autre, en avant, par un couvercle mobile; en un point quelconque du moufle se trouve un tube pour le dégagement des gaz.

Si, dans cet appareil, on introduit un cadavre et que l'ouverture antérieure ne soit pas hermétiquement fermée, ce cadavre en présence de l'air atmosphérique brûlera avec flamme et sera réduit en cendres blanches. Les gaz se dégageant par le tube peuvent être amenés dans le foyer pour y être brûlés.

À Breslau, un cadavre a été soumis à la crémation par ce procédé, il y a quelques mois.

Dans les grands établissements de crémation le système des fourneaux à moufle donnerait probablement d'excellents résultats.

Pour ma satisfaction personnelle et afin de me rendre compte si les expériences précitées remplissaient bien le but à atteindre, c'est-à-dire la combustion d'un corps en peu de temps, sans odeur, ni fumée et économiquement, j'ai fait construire à la campagne un petit fourneau à moufle et je me suis livré à quelques expériences qui, je dois le dire, m'ont donné pleine et entière satisfaction.

Je vais décrire ce fourneau qui m'a servi à incinérer des lapins et des chiens empoisonnés, ainsi que l'opération de la crémation et le résultat de mes expériences pour la recherche et la découverte des poisons.

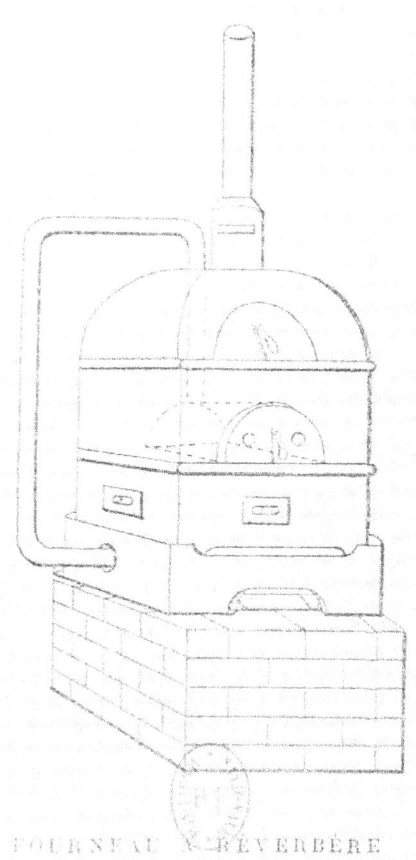

FOURNEAU À RÉVERBÈRE

(Page 143.)

DESCRIPTION DE MON FOURNEAU A RÉVERBÈRE.

Ce fourneau est construit en terre réfractaire et cerclé en fer, comme les fours à moufle employés dans les laboratoires; mais il diffère de ces derniers par sa forme, sa dimension et quelques particularités que nous allons décrire.

Ce fourneau est de forme rectangulaire; prises à l'extérieur, ses dimensions sont : 50 centimètres pour la largeur, ou le devant, et 56 centimètres pour la profondeur ou les côtés ; l'épaisseur des parois est de 6 centimètres, et la hauteur totale est de 1 mètre 40 centimètres. Il se compose de quatre pièces superposées ; ce sont :

1° Le cendrier, dont la hauteur est de 18 centimètres. Il porte la grille, en barreaux

de fer mobiles et triangulaires, qui doit recevoir le coke pour le chauffage.

2° Le foyer ou four proprement dit. Sa
hauteur est de 43 centimètres, et des ouvertures, qui peuvent être fermées à volonté,
sont pratiquées à la base et sur les côtés,
dans le but de régler l'accès de l'air nécessaire à la combustion. Sur le devant, à
21 centimètres au-dessus de la grille, une
ouverture demi-circulaire, munie d'un obturateur en terre cuite,, correspond à l'entrée
de la cornue et sert à y introduire l'animal
sur lequel il s'agit d'expérimenter.

3° Le dôme ou réverbère, de forme sur-
baissée et dont la hauteur est de 24 centimètres. Dans la paroi antérieure est pratiquée
une large ouverture que l'on ferme ordinai-
rement et par laquelle on introduit le coke

pour entretenir la chaleur du foyer et de la cornue.

4° Enfin la cheminée. C'est un tube en terre de 10 centimètres de diamètre intérieur : Sa hauteur est de 55 centimètres, et on peut adapter un tuyau en tôle de même diamètre et destiné à porter la fumée au dehors.

Par les dispositions suivantes, ce fourneau s'écarte notablement de ceux que l'on connaît : La cornue — ou moufle — est en terre épaisse seulement de un centimètre ; c'est un demi-cylindre indépendant du fourneau et supporté par un rebord du foyer et des tasseaux en terre cuite. Ses dimensions intérieures sont : 41 centimètres de longueur, 24 centimètres de largeur sur sa base plane et 14 centimètres de hauteur. Elle est fermée à son extrémité qui pénètre dans le fourneau, et deux ouvertures (de 25 millimètres), pratiquées dans l'obturateur dont nous avons parlé, laissent passer l'air nécessaire à la combustion et permettent à l'opérateur de surveiller les réactions déterminées par la chaleur ; des bouchons empêchent au besoin l'accès de l'air.

Près du fond de la cornue et à la partie supérieure, une ouverture circulaire reçoit un tube vertical par lequel se dégagent les gaz et vapeurs produits par l'action de la chaleur. Ce tube se recourbe horizontalement, traverse la base du dôme, puis par des raccordements successifs amène les gaz sous le foyer.

Pour faciliter les manipulations, le fourneau a été installé sur un soubassement

o en briques, dont la hauteur est de 33 centi-
n mètres.

Première expérience.

Un lapin pesant 2 kilos 250 grammes fut
u introduit dans le moufle du fourneau à ré-
v verbère décrit ci-dessus et chauffé au rouge-
d blanc. Immédiatement il se produisit quel-
p ques crépitations avec dégagement de vapeur
b d'eau et de fumée. La porte du moufle étant
il fermée, le corps du lapin se mit à noircir et
é à se carboniser, mais ayant laissé passer l'air
s atmosphérique par les deux ouvertures pra-
it tiquées dans les portes, qui peuvent être fer-
n mées à volonté à l'aide de deux petits dés,
le corps s'enflamma et brûla comme une
d bougie.

Les gaz qui s'en dégagèrent, amenés dans
le foyer du fourneau par le tube situé à la

partie supérieure du moufle, s'enflammèrent
à la sortie du tube et brûlèrent comme le gaz
d'éclairage. Les gaz s'échappant par la cheminée du fourneau ne donnèrent ni odeur ni
fumée.

L'opération s'accomplit en 35 minutes. Le
résidu, composé d'os calcinés très-blancs et
d'une matière grisâtre représentant les organes internes, pesait 70 grammes.

Le squelette osseux conserve pour ainsi
dire sa forme.

Deuxième expérience.

Un lapin pesant 2 kilos fut introduit dans
le moufle du fourneau, et en 30 minutes
l'opération était terminée avec un résidu de
65 grammes sans odeur ni fumée.

Troisième expérience.

Un petit chien pesant 1 kilo 900 grammes, introduit dans le moufle chauffé au rouge blanc, fut incinéré en 35 minutes sans odeur ni fumée. Les cendres recueillies pesaient 75 grammes.

Quatrième expérience.

Un chien du poids de 2 kilos 140 grammes, mis dans le même appareil, fut incinéré en 40 minutes, sans odeur ni fumée, laissant pour résidu 90 grammes de cendres.

Inutile de citer toutes mes expériences : il suffit de dire que les résultats sont les mêmes, c'est-à-dire très-satisfaisants.

Les expériences faites jusqu'à ce jour ont

démontré que les diverses parties du corps ne se détruisent pas avec une égale facilité.

Ainsi les os sont assez facilement réduits en cendres, tandis que les organes renfermés dans le ventre et la poitrine, le cœur surtout, offrent une plus grande résistance.

On peut admettre, en moyenne, que la quantité de combustible nécessaire pour un fourneau à moufle équivaut à environ deux fois le poids du corps à incinérer, et l'opération s'effectue en moins de 40 minutes.

Avant de terminer ce chapitre, je veux indiquer un autre système, connu depuis longtemps, qui me paraît supérieur. Il permettrait d'utiliser tous les atômes de notre corps, et les seuls obstacles à sa mise en pratique sont, je dois le dire, les préjugés. Cependant, scientifiquement parlant, c'est, je crois, la perfection, le plus haut degré du progrès connu jusqu'à ce jour.

Ce système appliqué à la carbonisation des corps va vous révolter ; j'entends déjà les clameurs s'élever contre l'idée, mais quelles qu'elles soient, bravant la superstition et l'ignorance, je dois en parler.

C'est tout simplement l'emploi du fourneau à gaz.

Le corps, mis dans une cornue à gaz hermétiquement fermée, est soumis à la distillation.

Les produits sont des gaz, des liquides et du noir animal.

Les gaz, mélange d'hydrogène carboné, d'acide carbonique et d'hydrogène sulfuré, en se dégageant, passent à travers un lit de chaux, forment des sulfures et des carbonates de chaux, tandis que l'hydrogène carboné purifié se rend dans un gazomètre et de là dans des tuyaux de distribution pour servir à l'éclairage.

Les liquides sont composés de goudron, d'huile empyreumatique et d'eau contenant des sels ammoniacaux en dissolution.

Avec le goudron et l'huile on chaufferait la cornue; les produits ammoniacaux mélangés à la chaux sulfurée, ayant servi à l'épuration des gaz, seraient transformés en sulfates d'ammoniaque et composeraient avec le carbonate de chaux et le noir animal un engrais des plus fertilisants qu'on livrerait au commerce.

Ainsi, de ce cadavre qu'on abandonne à la

pourriture, sortiraient deux produits essentiels, le gaz pour nous éclairer et l'engrais
pour fertiliser.

Quelle source de richesse! que de millions!
Cette idée va soulever bien des objections,
peut-être des colères. On nous accusera de
manquer de respect aux morts; peu nous
importe, c'est le radicalisme mis en pratique,
c'est-à-dire le progrès, et devant les préjugés
la science ne peut s'incliner.

Les résultats ainsi obtenus sont certaine-
ment satisfaisants; mais la science a-t-elle
dit son dernier mot? je ne le pense pas.

Je suis convaincu que le concours, proposé
par le conseil municipal de Paris, fera connaître des perfectionnements utiles.

Quoi qu'il en soit, on peut constater qu'à

9.

défaut de toute nouveauté, il existe dès à
présent des moyens pratiques d'application.

CHAPITRE XI

Le 2 décembre 1870, mourut à Florence un prince Indien, dont le corps, suivant la coutume de son pays, fut incinéré pendant la nuit sur les bords de l'Arno.

Le bûcher avait une hauteur de 1 mètre et une largeur de 4 mètres. Il fut parsemé de poudres de bois odorants et de camphre. Le corps, enduit de nephtaline et de matières résineuses, y fut déposé. Il fut recouvert de bois résineux et d'autres substances inflammables.

Le plus proche parent mit alors le feu à ce bûcher qui fut bien vite converti en un amas de flammes. L'incinération dura 5 heures, de 2 heures à 7 heures du matin. A 5 heures, le feu étant éteint, le prêtre indien recueillit un peu de cendres au milieu du bûcher et le reste fut dispersé par le vent.

Le 10 octobre 1874, le corps d'une Anglaise, Mme Dilke, fervente adepte de ce nouveau système, a été, d'après ses dernières volontés, transporté de Londres à Dresde pour être incinéré dans le four Siemens.

L'opération, qui se fit avec une certaine solennité, dura 35 minutes sans produire la moindre odeur ni fumée.

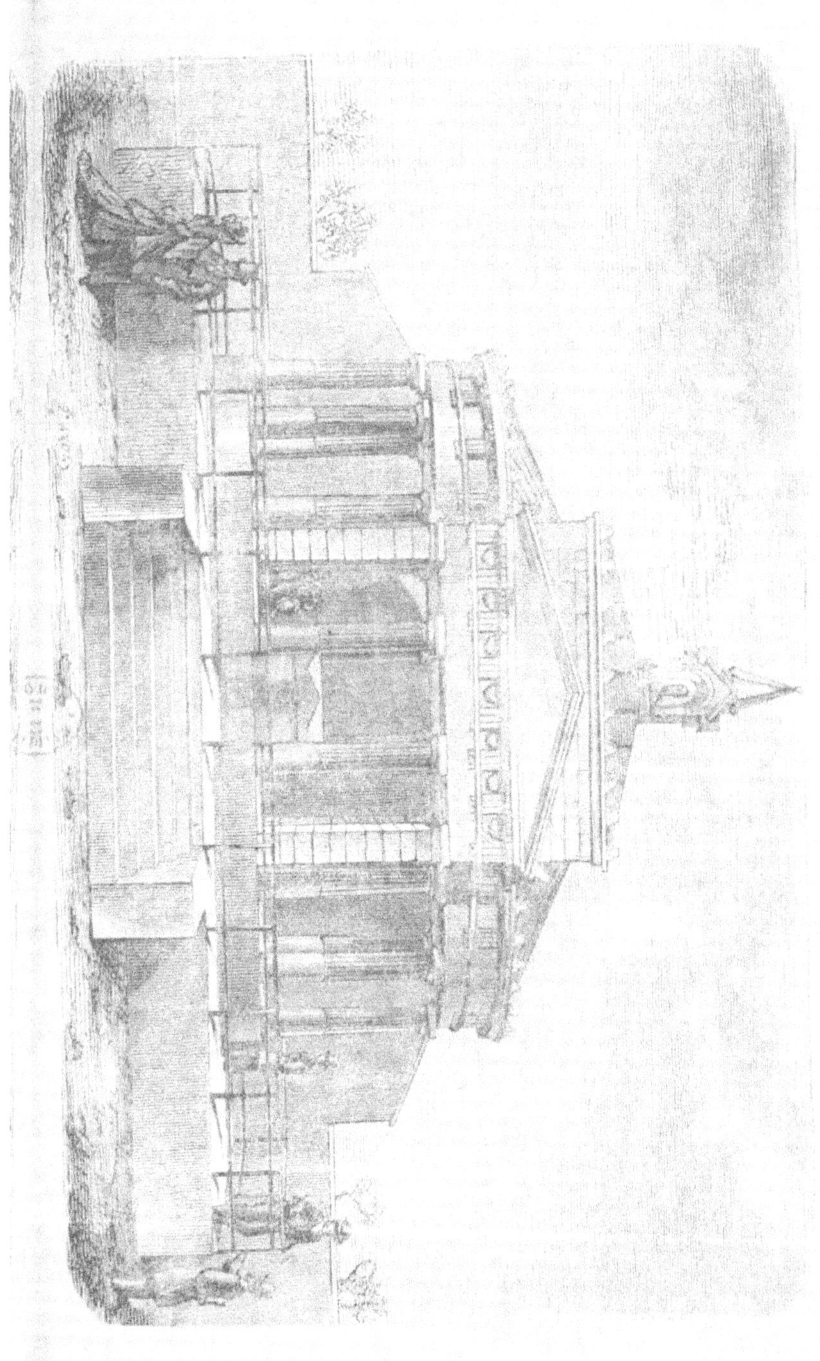

On recueillit 6 livres de cendres qui furent remises aux parents de la défunte.

Jusqu'à ce jour le four Siemens est le seul qui offre la solution vraiment pratique du problème.

———

Le 22 janvier 1874, s'éteignait à Milan le chevalier Albert Keller, âgé de 74 ans.

Citoyen Suisse du canton de Zurich, mais né à Rome et domicilié à Milan depuis 1820, il y acquit une grande renommée industrielle dans le commerce des soies.

Une des idées les plus constantes dans les derniers jours de son existence était de pourvoir à la salubrité publique par la destruction des cadavres au moyen de l'incinération.

Il se mit en relation avec des hommes compétents dans la matière, avec le professeur Polli de Milan, et Gorini de Lodi, et, lui vivant, il demanda au ministère qu'il en fût donné un exemple, en commençant par sa propre dépouille.

Il l'écrivit en outre dans un testament comme sa volonté propre et destinait à cet effet une somme d'argent. Ses héritiers étaient chargés de faire exécuter ses dernières volontés.

Mais, au moment de sa mort, aucune disposition de loi ne permettait l'application de la crémation. Il fallut attendre une décision du Parlement.

Le corps du défunt fut soumis à l'embaumement. On injecta le cadavre d'un liquide antiseptique dont voici la formule :

Acide arsénieux. . . . .   8 parties.
»   phénique.   12   »
Acétate de soude   40   »
Glycérine   40   »
Eau   300   »

Puis l'on enduisit tout le corps avec une éponge trempée dans le liquide dont suit la composition, et l'on entoura les membres et le tronc avec de larges bandes baignées dans le même liquide :

Acide phénique. . . . . .   25 parties.
Camphre   25   »
Alcool   150   »

Le corps fut ensuite revêtu de ses habillements et placé dans une caisse à parois de plomb, sur un lit de sciure de bois, sous lequel était étendue une couche de chaux vive pour absorber l'humidité du cadavre, mais principalement celle du liquide d'injection qui avait été employé.

Avant de fermer la caisse hermétiquement avec une grosse plaque de verre en la scellant de gypse et de dextrine sur les bords de a plaque de plomb, l'on mit çà et là autour du cadavre plusieurs gros morceaux de camphre.

Dans la journée où la dépouille fut exposée dans le salon du palais Keller, pour la visite des parents et des amis et de ceux qui s'intéressaient à la question de la crémation, le corps se présenta de la manière la plus désirable.

Le peau du visage était assez pâle, mais les lèvres se maintenaient encore rosées.

C'était plutôt un corps dormant qu'un cadavre.

Il serait long de parler en détail des démarches auprès du ministre pour obtenir l'autorisation d'incinérer ce corps.

On voulut connaître le système qui devait être mis à exécution ; il fallut faire des expériences en présence du conseil sanitaire de la province et du conseil supérieur.

La concession fut faite à des conditions dont les principales étaient que l'appareil crématoire serait placé en lieu sacré et que le soin de l'opération serait confié à la vigilance du conseil sanitaire de la province de Milan ; que l'appareil construit aux frais des héritiers Keller resterait la propriété de la commune.

Deux ans après la mort de M. Keller, le

22 janvier 1876, dans le cimetière de Milan, on y brûlait sa dépouille.

Le cadavre, retiré de la caisse où il avait été déposé, était bien conservé.

Les chairs étaient molles, les articulations parfaitement mobiles ; aucune partie n'avait subi d'altération et aucune odeur de corruption ne s'exhalait du cadavre.

La cérémonie se fit avec pompe ; les invitations étaient nombreuses. Parmi les assistants beaucoup de dames, des députés, des journalistes, presque tout le corps médical de Milan, les représentants sanitaires de la commune et toute la municipalité.

La cérémonie était annoncée pour 2 heures. A ce moment la dépouille du chevalier Albert Keller, placée dans une caisse plus grande que d'habitude, était déposée sur le char funèbre, lequel, précédé par le ministre protestant et suivi par le représentant de la famille, par le professeur Polli et par un groupe nombreux d'amis, arrivait peu de minutes après au pied de l'escalier du monument crématoire.

Là, le cercueil, couvert d'un ample et riche drap blanc, soulevé par les porteurs mortuaires, fut déposé sur un chevalet. A 2 heures 20 minutes le four recevait, invisible à tous, la dépouille du défunt, et l'action du feu commençait.

L'incinération se fit en 1 heure 1/2 et pendant l'opération aucune odeur ne sortit du four, il n'y eut aucun bruit spécial, sauf celui du courant des gaz embrasés, et la cheminée, dont l'ouverture supérieure avait été esthétiquement décorée, ne laissait voir qu'un nuage de vapeur sans fumée noire. Le cadavre était du poids de 60 kilos ; le résidu de la crémation ou les cendres pesaient 3 kilos.

L'urne crématoire, installée dans un temple à colonnes, a la forme d'un sépulcre romain, couronné par quatre frontispices.

La chambre d'incinération réside et se dissimule dans le tombeau, où elle est comme suspendue ; elle a la forme d'une caisse rectangulaire, elle est recouverte d'un dôme demi-circulaire consistant en une mince plaque de fer ; elle renferme 247 becs de gaz destinés à opérer l'incinération.

On lit dans la *Nation* : Hier, 23 avril 1876, à une heure de l'après-midi, avait lieu dans le cimetière monumental de Milan, la crémation du cadavre de Mme Pozzi Locatelli. Le corps, embaumé quelque temps auparavant, fut trouvé en état de parfaite conservation.

La crémation a duré environ 1 heure 1/2, sans odeur ni fumée.

Tout s'est passé avec la plus grande régularité.

L'incinération a été complète et, malgré le volume exagéré des os du bassin, tout a été réduit en poussière et religieusement recueilli dans une urne funéraire.

En Amérique, la crémation fait son chemin.

Le 8 décembre dernier, on a procédé, à Washington, à la crémation du corps de M. Von Palm, qui avait exprimé dans son testament la volonté d'être brûlé.

L'opération s'est faite dans un fourneau construit spécialement pour l'incinération des corps et chauffé à blanc. Au bout de 2 heures le corps était réduit en cendres sans aucune odeur ni fumée.

Après la guerre de 1870, il fallut s'occuper des inhumations précipitées faites sur le champ de bataille.

Une quantité considérable de cadavres se trouvaient presque à fleur de terre, et des exhalaisons malsaines se répandaient dans les campagnes.

Pour remédier à cet inconvénient, dit le

D' Marmier dans un ouvrage paru récemment, M. Créteur se proposa d'obtenir la crémation sur place, c'est-à-dire dans les fosses mêmes, sans être obligé d'exhumer les cadavres, et, pour arriver à ce résultat, il choisit le goudron provenant de la distillation de la houille dans la fabrication du gaz d'éclairage, se basant sur ce que certaines résines, en présence des corps gras, ont la propriété de produire une intensité de calorique énorme et que, peu coûteux et fluide, le goudron peut s'infiltrer à travers toutes les couches de cadavres et s'enflammer facilement. Voici maintenant comment opérait M. Créteur : il faisait enlever la terre des fosses jusqu'à ce qu'on rencontrât la couche noire et fétide qui se trouvait en contact avec les cadavres ; arrosait cette terre avec de l'eau phéniquée, puis découvrait complétement la masse en putréfaction. Il la saupoudrait ensuite d'une couche de chlorure de chaux, puis y faisait couler du goudron en cherchant autant que possible à ce qu'il se répandit entre les différentes couches de cadavres. Il enflammait ensuite le goudron à l'aide de paille humectée d'huile de pétrole, et au moyen de ce dernier produit étendait le feu à toute la fosse.

Bientôt la chaleur devenait si intense qu'on ne pouvait approcher de plus de 4 à 5 mètres du foyer en combustion, où se produisait un bruissement analogue à celui des graisses en ébullition ; une immense colonne de fumée, noire, charbonneuse, s'élevait dans l'air sans y répandre la moindre odeur. Telle était l'intensité du calorique que, pour réduire les fosses les mieux remplies, il ne fallait pas plus d'une heure.

Pour 250 à 300 corps, 5 à 6 tonneaux de goudron suffirent.

Voici maintenant le résultat obtenu par M. Créteur : Après la crémation, le contenu des fosses était réduit à près des trois quarts ; le résidu se composait d'os calcinés enveloppés d'une couche de résine ; le terrain, desséché par l'intensité du calorique, avait perdu toute odeur cadavérique. On recouvrit ces restes d'une couche de chaux vive, on construisit des tumuli et on ensemença sans aucun inconvénient.

On voit sans peine combien ce procédé est avantageux sur un champ de bataille à un double point de vue : celui de prévenir les épidémies que peuvent développer des monceaux de cadavres en décomposition sous une mince couche de terrain, et celui des exhumations qu'on est tôt ou tard obligé de faire ; on comprend dans ce dernier cas les dangers qui peuvent arriver si une pioche maladroite vient à faire éclater un obus dont la présence au milieu de ces morts n'est pas une chose rare, et si, la décomposition n'étant pas achevée, les ouvriers qui travaillent à ces exhumations se trouvent exposés aux miasmes putrides qui tout d'un coup se répandent dans l'atmosphère.

Nous regrettons que M. Créteur ait été obligé d'abandonner ce procédé en présence de l'antipathie qu'il inspirait aux autorités allemandes auxquelles bon nombre de familles venaient réclamer les cadavres de leurs parents pour leur faire des funérailles en Allemagne. Si justes que soient ces réclamations, il aurait été plus humain pour le vainqueur de refuser si, en ce moment, il avait songé aux dangers qui pouvaient résulter pour une contrée tout entière de ces exhumations réitérées.

Les Prussiens, après s'être emparé de Metz,

essayèrent l'incinération des cadavres comme on l'avait pratiquée à Sedan, mais les conclusions de la commission ne furent pas favorables à cette manière de procéder.

Ce système avait été pourtant pratiqué par les Allemands en 1814, après la bataille de Paris (30 mars).

Sous l'influence de la chaleur, la décomposition des cadavres se fit promptement. On les transporta à Montfaucon, où on y construisit dix grands foyers avec de longues barres de fer placées sur des pierres. On y amoncelait les morts, on les couvrait de fagots auxquels on mettait le feu, et dès que l'affaissement se produisait, on en plaçait d'autres.

Quatre mille cadavres furent ainsi brûlés

en une quinzaine de jours. La pluie, le brouil-
lard faisaient disparaître l'odeur qui en résul-
tait. Ce procédé coûta 8,265 fr., c'est-à-dire
environ 2 fr. par homme.

D'après des calculs faits, M. Créteur estime
que la crémation faite immédiatement après
la bataille ne coûterait pas plus de 15 centimes par individu. De ces diverses applications, il résulte que les difficultés techniques,
qui auparavant semblaient s'opposer à la mise
en pratique d'une si grande réforme, sont à
peu près vaincues et que, pour atteindre le
but, il faut que chaque adepte déploie son
intelligence et son activité pour combattre
les préjugés et faire triompher la vérité.

＃ CHAPITRE XII.

CHAPITRE XII.

RÉPONSE AUX OBJECTIONS.

Les avantages de la crémation, une fois que
son application est démontrée facile, se ma-
nifestent si bien d'eux-mêmes, qu'il est inutile, en même temps que difficile, de les démontrer longuement.

La santé publique est sauvegardée ; voilà
l'avantage culminant, le seul qu'il faille rechercher. Toute la démonstration est là, à
moins qu'on ne trouve que cet avantage, qui

10.

n'est pas même contestable, est acheté trop
chèrement au prix d'inconvénients trop
nombreux ou trop graves.

Examinons donc les objections qu'on a for-
mulées. Elles sont de deux ordres : sentimentales et médico-légales.

Je pourrais laisser les objections sentimentales : elles ne se discutent pas, mais la réflexion, le temps, les sentiments religieux et
l'affection que nous gardons pour ceux qui
nous ont été chers, les auront bien vite ré-
duites à néant.

L'habitude enracinée dans nos mœurs est
certes difficile à détruire ; mais en face des
inconvénients meurtriers de l'inhumation et
de ses phases dont la seule pensée nous fait
horreur ; en présence de la crémation et de
es avantages incontestables au point de vue

de la salubrité, du respect des morts et de la satisfaction même des familles affligées, l'opposition sera de courte durée contre cette pratique nouvelle, et, du moment qu'elle sera mise en usage, les plus récalcitrants se rendront à l'évidence et demanderont à être brûlés après leur mort.

Les adversaires de la crémation ne peuvent se faire à l'idée d'un père, d'une mère, d'un fils, laissant brûler le corps d'un fils, d'un père ou d'une mère qu'ils ont aimés.

Cependant, de la crémation, il reste des cendres que l'on peut conserver précieusement au milieu de la famille; et dans ces cendres, mélangées d'un peu de terre végétale, ne pourrait-on pas y semer des graines de jolies petites fleurs ?

Avec quelle admiration on les verrait germer, croître et s'épanouir! et avec quel respect et quelle vénération n'irions-nous pas les cueillir! Tandis que l'inhumation produit un amas de pourriture, un foyer d'infection, empoisonnant les vivants qui nous sont sans doute aussi chers que le décédé.

Quand vous priez, agenouillés près de ces cendres ou de cette pourriture, est-il possible que la vénération soit la même ?

La cendre, vous pouvez la toucher, l'arroser de vos larmes : la pourriture ne peut que vous éloigner par le dégoût.

Avec les cendres mélangées à d'autres substances, d'après les expériences de M. Urban (de la Marne), on peut reproduire, soit en buste, soit en médaillon ou statue, le portrait de la personne décédée, de sorte

que les familles auraient la consolation de
pouvoir conserver, près d'elles, sous une
forme quelconque, les restes de leurs parents. La patrie, pour témoigner sa reconnaissance aux grands hommes, pourrait, de
leurs propres cendres, faire fabriquer leurs
statues et les placer au Panthéon.

Avec les cendres du cœur d'une jeune fille,
mélangées avec du quartz, du kaolin, du mi-
nium et du borate de soude, que M. Urban
fit fondre dans un creuset, il obtint un petit
lingot de cristal de couleur jaunâtre et du volume d'une petite noix. Ce cristal, que j'ai vu,
pourrait être monté pour en faire une relique
ou un bijou.

Quelle satisfaction de pouvoir conserver
ainsi les restes d'un père, d'une mère, d'un
enfant, d'un ami !

Le sentiment doit finir par approuver la crémation.

C'est une question de temps et de réflexion. Si je voulais, moi aussi, entrer dans des considérations de cet ordre, je pourrais invoquer le souvenir et rappeler la crainte des enterrements prématurés. Que de fois la mort n'est-elle qu'apparente ! et alors quel terrible réveil dans la tombe.

Quelles images horribles se dressent devant vos yeux en pensant à l'agonie de la malheureuse victime !

Est-ce que dans certains cas d'exhumations, on n'a pas trouvé des cadavres dont l'attitude annonçait une lutte désespérée pour briser les parois des cercueils ?

Quelques-uns s'étaient mangé les bras ; des femmes étaient accouchées dans la tombe.

Il y a une dizaine d'années, la question des inhumations précipitées fut portée devant le Sénat, et dans une séance, le cardinal Donnet, archevêque de Bordeaux, après avoir parlé de trois personnes de son diocèse, qui s'étaient ranimées pour ainsi dire sous ses yeux, raconta l'histoire d'un jeune prêtre frappé de léthargie pendant qu'il prêchait et laissé pour mort.

Dans cette périlleuse situation, il gardait toute sa lucidité d'esprit, mais il ne pouvait remuer, ni proférer un seul mot. Il entendit tinter le glas funèbre et réciter auprès de lui les prières des trépassés, et déjà l'on s'occupait des derniers apprêts, lorsque, enfin, ses mouvements se délièrent.

« Ce prêtre, dit-il, est aujourd'hui devant vous, c'est moi, et je viens vous prier de formuler des prescriptions pour prévenir d'irréparables malheurs. »

Dans le mois de janvier de cette année, il se passait en Belgique un fait épouvantable: un jeune homme de dix-huit ans venait de mourir, la mort avait été constatée, les parents pleuraient leur fils unique, l'enterrement avait lieu.

Une foule nombreuse d'amis avait accompagné le convoi funèbre; les prières d'usage avaient été récitées, et déjà le fossoyeur avait jeté sur le cercueil quelques pelletées de terre, quand il entendit distinctement plusieurs coups secs retentir à l'intérieur de la bière.

Fou de terreur, le fossoyeur courut chez le

curé qui ne voulut pas croire ce qu'on lui disait ; il avait la certitude que l'imagination de cet homme avait été frappée.

Le bourgmestre, qu'on prévint ensuite, accourut, et, faisant retirer le cercueil de la fosse, en arracha le couvercle. On vit alors que le malheureux jeune homme avait fait des efforts incroyables pour se retourner dans sa couche funèbre.

L'infortuné avait été enterré vivant, en état de léthargie. Il s'était réveillé au moment où tombaient sur son cercueil les pelletées de terre qui devaient l'ensevelir.

Les secours qu'on lui donna vinrent trop tard ; il avait succombé à l'asphyxie.

Je ne veux pas effrayer les imaginations craintives, et je reconnais que ces cas doivent être en réalité bien rares ; mais il est vrai de dire aussi que la crémation les rendrait absolument impossibles et rassurerait ainsi les esprits les plus faibles : il suffirait d'une grande surveillance au début de l'opération.

Peut-être y aurait-il des gens qui choisiraient la crémation de peur d'être enterrés vivants.

Pour en revenir aux choses sérieuses, je mentionne en passant les inconvénients signalés, au nom de l'anthropologie, de la phrénologie, de la craniologie, contre la crémation accusée de priver la science des objets indispensables de son investigation.

N'est-il pas évident que la science aura toujours des sujets pour son étude et qu'elle pourra garnir ses cabinets des types destinés

à perpétuer, par les squelettes, les caractères
spéciaux de chaque époque?

De nos jours, avec la photographie, le moulage, la sculpture, il sera facile de reproduire
pour les siècles futurs les cas exceptionnels
de notre temps.

J'arrive donc à l'objection la plus grave,
celle qui est relative aux recherches de médecine légale.

Les cas qui réclament une exhumation sont
généralement les suivants : l'empoisonnement, les coups et blessures, la grossesse, et
les vérifications d'idendité.

Pour tous ces cas, à part l'empoisonnement,
il est bien évident qu'un examen sérieux
avant l'ensevelissement suffit pour les constater.

Mais il faut bien tenir compte de cette opinion, jusqu'à démonstration du contraire par des expériences précises et sérieuses, que la crémation fait disparaître, généralement, toute trace matérielle d'empoisonnement quelconque, soit par une substance organique, soit par les poisons minéraux, et c'est avant l'incinération que toutes recherches, dans un cas suspect, devront être faites, que toutes les précautions devront être prises.

L'opinion contraire a cependant été émise par des chimistes : ils sont d'avis que certains poisons peuvent être retrouvés après l'incinération; tel serait l'arsenic.

Il est donc important d'examiner ces deux opinions opposées et de les étudier attentivement.

Nous diviserons les poisons en deux caté-
gories :

La première renfermant les poisons qui
ne peuvent être retrouvés dans les cendres :
substances organiques, ainsi que le mercure,
qui est volatil, et le phosphore, ce dernier
corps étant en quantité considérable dans
notre organisme ;

La deuxième comprenant les poisons sus-
ceptibles d'être retrouvés : Arsenic, antimoine, zinc, cuivre, plomb, etc.

Il est inutile de s'arrêter aux poisons de la
première catégorie, car tous, excepté le mercure, ne se retrouvent pas plus dans l'inhumation que dans la crémation.

Examinons la deuxième et prenons pour
exemple le poison le plus connu, l'arsenic.

Disons d'abord que dans les empoisonnements par l'arsenic la quantité employée est
toujours extrêmement faible.

Que se passe-t-il ou que doit-il se passer
dans la crémation d'un corps empoisonné par
l'acide arsénieux, car c'est ce composé qui
est employé généralement dans un but criminel.

D'après certains chimistes, l'acide arsénieux soumis à une haute température, en
contact avec une matière carbonisée, ou des
gaz réducteurs, est forcément décomposé et
transformé en arsenic métallique qui se vola-
tilise.

Cet arsenic métallique en se volatilisant et
dans une température moins élevée peut lui-
même être oxydé et transformé à nouveau
en acide arsénieux et entraîné par les gaz de

la combustion; donc toute présence de poison disparaît.

D'autres chimistes, au contraire, prétendent qu'il se forme des arséniates fixes (arséniate de chaux) qui restent dans les cendres et par conséquent peuvent être retrouvés.

A première vue, il semble bien téméraire d'admettre que sous l'influence d'une température aussi élevée, et en présence de charbon, les choses puissent se passer ainsi, et dans le sein de la Commission administrative j'avais combattu cette opinion.

Je pensais que l'arsenic était complétement volatilisé et qu'il en serait de même pour l'antimoine et le zinc transformé en oxyde de zinc. Je voudrais, disais-je, partager l'opinion des chimistes qui croient à la présence des poisons dans les cendres après la crémation, car l'objection principale contre ce système, au point de vue toxicologique, tomberait d'elle-même immédiatement.

Malgré cette conviction, je me livrai à des expériences sur des chiens, des chats, des lapins empoisonnés avec divers poisons et j'avoue que grande fut ma surprise de retrouver dans les cendres de chaque animal les poisons qui m'avaient servi à les empoisonner.

Voici les diverses expériences :

EMPOISONNEMENT PAR L'ARSENIC.

Première expérience.

A 10 heures du soir on donna à un petit chien environ 30 grammes de viande hachée contenant 50 centigrammes d'acide arsénieux. On renferma l'animal dans une écurie où il passa la nuit. Le lendemain matin j'ai trouvé mon chien bien portant : il avait vomi la viande que je lui avais donnée et, à différentes places, une certaine quantité de mucus, de glaires.

Je fis une nouvelle pâtée qu'il refusât. Je lui donnai alors de l'eau qu'il but avec avidité et je le laissai tranquille.

11.

Plus tard je lui fis avaler une petite boulette de beurre et de pain contenant 40 centigrammes d'acide arsénieux.

Pour éviter les vomissements je lui fis ficeler fortement la gueule et attacher les pattes afin qu'il ne pût se débarrasser de la ficelle.

Cinq heures après le chien était mort.

Le lendemain le cadavre pesant 2 kilos 100 grammes fut introduit dans l'appareil crématoire et en 35 minutes l'opération était terminée.

Les cendres furent recueillies avec soin et mises dans un flacon bien bouché.

Quelques jours après, une partie de ces cendres furent traitées par l'acide sulfurique dilué, et le liquide filtré introduit dans l'appareil de Marsh. Ayant enflammé le gaz se dégageant de l'appareil, on en approcha une capsule de porcelaine qui fut immédiatement recouverte de taches arsenicales.

Pour s'assurer que ces taches étaient bien dues à la présence de l'arsenic, on les traita à chaud par l'acide azotique pour les transformer en acide arsénique que l'on dissout avec quelques gouttes d'eau.

Cette liqueur, évaporée à sec, mélangée avec quelques gouttes d'une dissolution neutre de nitrate d'argent, donna un précipité rouge brique; avec le sulfhydrate d'ammoniaque un précipité jaune.

La crémation n'avait donc pas fait disparaître l'arsenic.

Deuxième expérience.

Après avoir tué un lapin, je saupoudrai l'intérieur avec **30** centigrammes d'arsenic. Introduit dans le four, il fut incinéré en 30 minutes. Les cendres ramassées furent traitées comme les précédentes par l'appareil de Marsh et une capsule en porcelaine fut converte de taches arsenicales.

Troisième expérience.

Un chien pesant 4 kilos **200** grammes, empoisonné avec **50** centigrammes d'acide arsénieux, fut introduit dans l'appareil crématoire, chauffé au rouge blanc.

L'incinération s'accomplit en **50** minutes et le résidu des cendres pesait 155 grammes.

Une partie de ces cendres furent soumises à l'appareil de Marsh et des taches recueillies sur une capsule en porcelaine permirent de retrouver les caractères de l'arsenic. Dans toutes mes recherches relatives à ce poison j'ai pu en constater la présence.

Des expériences furent faites sur des chiens, des lapins et des chats empoisonnés avec l'acétate de plomb, l'acétate de cuivre, le sulfate de zinc et le bi-chlorure de mercure (sublimé corrosif).

Tous ces poisons, excepté le sublimé corrosif qui ne laisse aucune trace de sa présence, tous ces poisons, dis-je, furent retrouvés dans les cendres de ces animaux.

Plusieurs de mes expériences chimiques furent faites dans le laboratoire de chimie de la pharmacie centrale, dirigée par M. Dorvault, avec l'aide de son préparateur en chef, M. Wurst ; qu'ils me permettent de les remercier de leur généreux concours et de leur en témoigner ma reconnaissance.

Du résultat de ces expériences, qui ne laissent aucun doute, je puis conclure à la certitude de retrouver le poison dans les cendres d'un corps incinéré.

Cependant je désire que ces essais soient corroborés par d'autres.

Dans une question aussi grave, pour se prononcer d'une façon très-affirmative, et où le résultat peut dépendre du genre de fourneau employé, et du mode d'opérer, et d'une température plus ou moins élevée, et des courants plus ou moins rapides, il faut que, dans les différents appareils présentés au concours, des expériences soient faites sur des animaux empoisonnés et que le résultat d'analyses minutieuses soit scrupuleusement constaté.

Que d'autres plus autorisés et dont les noms dans la science font autorité se mettent à l'œuvre ; c'est un devoir à accomplir envers l'humanité.

Mais, quand bien même les poisons ne seraient pas retrouvés dans les cendres, est-ce que cette objection, quoique sérieuse, faite au nom de la médecine légale, que la crémation entrave les investigations de la Justice dans certains cas de crime, est-ce que cette objection, dis-je, pourrait-être un obstacle ?

Elle impose tout simplement la nécessité de prendre des précautions telles que tout individu tenté de commettre un empoisonnement ait à réfléchir avant de consommer son crime.

Ne peut-on pas établir un mode plus rigou-
reux de constatation des décès ?

Une enquête sévère ne pourrait-elle pas
être faite avant de délivrer le permis d'incinération du cadavre ?

Un certificat du médecin qui aura donné
ses soins, constatant la nature de la maladie:
un certificat du pharmacien, sur lequel seront
transcrites les prescriptions du médecin pendant la maladie ; un certificat du médecin
chargé de la vérification des décès, indiquant
dans quel état il a trouvé le cadavre, avec les
signes qui lui sembleraient extraordinaires,
le tout envoyé à un médecin contrôleur,
seraient des garanties supérieures à celles
exigées aujourd'hui pour l'inhumation.

En cas de mort subite ou de mort résultant
d'un accident, ou d'une maladie quelconque
pendant laquelle aucun médecin n'aura été

mandé pour donner ses soins, le médecin vérificateur fera une enquête dans la maison du décédé, soit près des parents, soit près des voisins, et constatera exactement dans son certificat tous les renseignements recueillis et en avisera de suite le médecin contrôleur.

Si, dans la visite de ce dernier, il s'élevait le moindre soupçon, un ordre de s'opposer à la crémation serait envoyé à qui de droit et le parquet prévenu du fait.

Que peut-on exiger de plus ?

Toutes les précautions indiquées, en cas d'empoisonnement, ne sont-elles pas suffisantes ?

Puis, pendant la maladie, ne pourrait-on exiger du médecin, chaque fois qu'il remarquerait des symptômes douteux ou suspects, qu'il appelât en consultation un ou deux confrères,

et après examen sérieux, si le doute persistait,
qu'il prévînt la Justice ? et les matières vo-
mies ne devraient-elles pas être recueillies ?

S'il en eût été ainsi lors de l'empoisonnement de la première femme de l'herboriste
de Saint-Denis (affaire Moreau), le coupable
n'eût pas fait deux victimes : au premier empoisonnement, il eût été découvert.

Dans de telles circonstances, l'autopsie serait faite ; les viscères, le foie, les organes
utiles pour l'analyse chimique, seraient con-
servés, puis, après un examen attentif de la
part du médecin, le corps serait brûlé.

Il est bien entendu que sur la demande
d'un des membres de la famille, ou sur les
désirs manifestés par le décédé pendant sa
maladie, ou sur les moindres soupçons ou in-
dices d'une personne quelconque, l'autopsie
aurait lieu de droit.

Les empoisonnements ne sont pas tellement fréquents qu'ils puissent être un obstacle au progrès ; et, après tout, la santé d'une
population entière ne doit-elle pas passer
avant cette considération, qu'un coupable
pourrait n'être pas puni?

Mais je vais plus loin.

On redoute les empoisonnements, on veut
les prévenir en les punissant, et pour arriver
à la punition on veut conserver les traces du
crime, c'est-à-dire le cadavre empoisonné.

Mais il me semble que le but que l'on recherche, la diminution du nombre des crimes d'empoisonnement, serait bien plus sûrement atteint par les précautions que je conseille avec
l'incinération. Avec cet examen attentif de
chaque cadavre, avec cette enquête approfondie en cas de doute, il y aurait bien peu de

chances qu'un empoisonnement passât inaperçu ; et quand serait-il découvert ? Immédiatement, au moment même de la mort, avant l'enlèvement du cadavre.

L'empoisonneur, aujourd'hui, espère que son crime restera inaperçu, que le mort sera enterré et que l'on n'y pensera plus ; et de fait rien n'affirme que, dans bien des circonstances, les choses ne se passent pas ainsi.

La conservation du cadavre lui importe peu, parce qu'il espère qu'on ne l'exhumera pas, personne ne soupçonnant un crime.

Dans le système que je propose, au contraire, l'empoisonneur serait sûr de voir son crime découvert, et aussitôt après qu'il aurait été commis. N'est-ce pas le meilleur moyen d'empêcher la perpétration du forfait ?

N'est-ce pas une règle élémentaire du droit

pénal que la sévérité de la répression importe moins que sa certitude et sa rapidité ? Ne savons-nous pas tous, par une expérience trop fréquente, que les criminels ne se rendent coupables que parce qu'ils espèrent n'être pas connus?

Ici cet espoir n'est pas possible.

Le cadavre est examiné, vérifié aussitôt après la mort ; si quelques vestiges douteux subsistent, l'autopsie a lieu, et les recherches médico-légales commencent ; donc certitude de découverte et de punition pour le criminel.

Dans ces conditions, se trouverait-il encore des empoisonneurs?

Je ne crois donc pas l'objection fondée; je crois au contraire que la crémation, en nécessitant un procédé plus précis de vérification des décès, amènerait indirectement ce résultat de prévenir les empoisonnements ; et mieux vaut prévenir que punir.

Les cas d'exhumations juridiques sont d'ailleurs très-rares.

J'aurais voulu pouvoir établir, pendant une période de cinquante ans, la statistique des exhumations juridiques dans le département de la Seine ; ni la préfecture de police, ni la préfecture de la Seine n'ont pu me donner des renseignements.

M. Pelletier, directeur de l'administration générale, ayant écrit au ministère de la justice, a reçu une réponse qu'il a eu la bonté de me communiquer et dont j'extrais les lignes suivantes :

« La Chancellerie ne possède aucun document qui lui permette de vous donner, d'une manière précise, la statistique, pendant es cinquante dernières années, du nombre des exhumations juridiques dans le département de la Seine.

« Il est seulement permis d'affirmer que le nombre des exhumations prescrites par l'autorité judiciaire n'atteint pas, par an et pour toute la France, le chiffre de cinquante.

« En ce qui concerne le département de la Seine, il serait peut-être possible d'obtenir un chiffre exact, au moins pour une année, en s'adressant aux médecins commis par la Justice. »

Le chiffre de cinquante pour toute la France, soit un peu plus de un demi par département, me paraît encore exagéré.

Dans une autre lettre, signée par le chef de la direction des affaires criminelles, je trouve la phrase suivante :

« Au bureau de la statistique, nous n'avons aucun document de nature à nous permettre de fournir, sur ce point, un renseignement utile.

« Nous savons seulement que ces exhumations sont rares. »

Non satisfait de ces réponses, je me suis adressé au docteur Bergeron, un des médecins les plus fréquemment appelés à ces sortes d'opérations, qui a bien voulu me donner les renseignements suivants :

« Depuis huit ans, dit-il, j'ai assisté, à Paris et dans le département de la Seine, à 17 exhumations.

« Sur ce nombre, 6 seulement ont eu lieu après soupçon d'empoisonnement, tous les autres pour constater traces de coups et blessures et avortements. Sur les 6 cas d'empoisonnement, dans 3 l'analyse a démontré la réalité des soupçons. »

Cette lettre met bien en évidence le vice actuel des constatations de décès.

Il est bien clair que sur les 17 exhumations, si la vérification des décès eût été faite sérieusement et avec attention, comme il arriverait avec la crémation, dans 11 cas on aurait pu constater, avant l'inhumation, les coups et blessures, et l'avortement.

Quant aux 6 cas d'empoisonnement, c'est dans 3 seulement que l'analyse a démontré la présence du poison.

Voilà donc 3 cas vérifiés d'empoisonnement en huit ans !

Je ferai remarquer encore que dans ces 3 cas sont comptées les 2 exhumations du cimetière de Saint-Denis à la suite de l'affaire de l'herboriste ; or, dans ce cas, si la crémation eût existé, il est certain que le premier crime eût été découvert à la vérification du décès et que le second n'eût pas été commis.

Mais laissons intact le résultat, tel qu'il nous est donné par la lettre du docteur Bergeron :

Trois cas d'empoisonnement en *huit* ans pour tout le département de la Seine ; et c'est là ce qu'on invoquerait contre la crémation ! et c'est là ce qui ferait maintenir le système de l'inhumation, alors qu'il est certain que ce système affaiblit et empoisonne peu à peu, non pas trois personnes, non pas trois mille, mais tous les habitants qui en ressentent ces effets, c'est-à-dire tous les habitants des grandes villes !

Comptez le nombre de jours enlevés à la vie de chacun de nous par le lent empoisonnement par les miasmes, et vous trouverez un total formidable, auprès duquel la vie des trois victimes signalées par le docteur Bergeron parait peu de chose.

Tous les renseignements que j'ai recueillis concordent à porter à des chiffres minimes le nombre ordinaire des empoisonnements criminels suivis d'exhumation.

C'est ainsi que je trouve dans une brochure écrite en Italien, intitulée : la *Crémation des cadavres*, l'article suivant, qui aboutit aux mêmes conclusions que le docteur Bergeron.

« Le docteur Tarchini Bonfanti, de Milan, réfute ainsi les objections qui se font au nom de l'administration de la justice, à la crémation.

« En détruisant les cadavres par l'incinération, dit-on, vous désarmez la Justice en lui ôtant le moyen de suivre les traces du crime.

« Admettant que l'objection, faite au nom de la médecine légale, est apparemment la plus sérieuse de toutes, il démontra que du côté pratique elle est exagérée et presque nulle.

« Dans l'impossibilité d'avoir des chiffres pour une statistique exacte, Tarchini Bonfanti allégua un fait très-significatif.

« Depuis vingt-six ans, il est médecin expert près du tribunal ; il lui est passé sous les yeux des milliers et des milliers de procès criminels ; dans beaucoup de ces procès, la médecine légale fut interrogée ; eh bien, dans 10 cas seulement on a dû recourir à l'exhumation des cadavres.

« 10 en vingt-six ans et parmi des milliers de causes pénales ! et de ces 10 cas c'est seulement dans 4 que le désensevelissement du cadavre conduisit à la découverte du crime.

« Ces 4 cas se vérifièrent dans le même procès, dans celui de Baggio. »

Qu'on note bien qu'il s'agissait d'exhumations qui auraient pu se faire, même si la crémation avait été adoptée comme système général, car ce criminel enterrait, dans sa cave, ses propres victimes.

Il conclut que les exhumations sont très-rares et presque toutes négatives ou douteuses.

Dans une autre brochure italienne, je lis que les exhumations juridiques pour cas d'empoisonnement sont presque inutiles, attendu que les résultats sont toujours douteux, car les substances toxiques peuvent avoir été administrées à titre de médica-ments.

Il n'est pas toujours facile de reconnaître si les altérations organiques sont produites par le poison, ou si elles dépendent de la putréfaction elle-même.

Je tenais à démontrer par des faits, combien était exagérée l'idée qu'on se fait du nombre de cas où la crémation empêcherait l'exhumation des cadavres supposés empoisonnés.

Mais je maintiens ma réponse sur le fond même de l'objection : faites précéder la crémation d'un examen médical sévère du corps décédé, et vous inspirerez bien plus sûrement à celui qui serait tenté de commettre un cri-me, la crainte d'être immédiatement découvert, qu'en gardant en terre un cadavre, où le poison devient de plus en plus difficile à retrouver et finit par disparaître tout à fait.

Si je consulte le bulletin de la mortalité dans Paris et les maladies qui en sont la cause, je suis bien plus surpris de l'argument médico-légal en cas d'empoisonnement, opposé à la mise en pratique du système de la crémation.

Voici le tableau officiel de ces maladies :

Variole.	Bronchite.
Rougeole.	Pneumonie.
Scarlatine.	Phthisie.
Erysipèle.	Fièvre typhoïde.
Angine couenneuse.	Dyssentérie.
Croup.	Affections chirurgicales
Affections aiguës.	Causes accidentelles.

Ce sont ces maladies qui enlèvent par se-
maine, dans Paris, 1,000 à 1,200 individus.

Est-il permis à un praticien de confondre
ces maladies, qui offrent constamment les
mêmes symptômes, avec un cas d'empoisonnement ?

Quand le médecin a suivi le cours d'une de
ces maladies sans y avoir reconnu la moindre
irrégularité, soit dans la marche, soit dans
la durée, soit dans les symptômes, ne peut-
il pas attester et affirmer que la crémation
peut avoir lieu ?

Les empoisonnements sont-ils donc si
difficiles à reconnaître que ce n'est qu'après
la mort qu'on puisse s'en douter ?

Interrogez les docteurs de votre connaissance
sur les cas d'empoisonnement qu'ils ont eus à

traiter pendant un exercice médical de 25 à
30 ans : vous serez bien vite rassurés par leur
réponse ; et ce fantôme d'empoisonnement,
dont on veut faire un épouvantail pour rejeter
la crémation qui doit assurer la pureté des
eaux et la salubrité de l'air, sera bien vite
évanoui par la réflexion et le bon sens.

D'après ce tableau, on peut affirmer sans
exagération que tous les cas de décès qu'il
contient peuvent être soumis à l'incinération
avec la certitude que les symptômes qui ont
amené la mort sont le résultat d'une maladie
bien déterminée.

Les précautions indiquées ci-dessus et une
vérification sérieuse du corps seraient des
garanties suffisantes pour la société, si toutefois les poisons ne pouvaient être retrouvés,
et mes expériences, dans l'appareil dont je
me suis servi, prouvent le contraire.

Que devient alors la réponse du Conseil de salubrité de la Seine dans son rapport du 25 février 1876 : que la crainte de l'impunité pour les empoisonneurs est la seule raison qui peut empêcher la pratique de l'incinération ?

CHAPITRE XIII

Une question me reste à traiter, qui est du domaine législatif, mais qui a déjà été prévue dans les discussions de la presse et du Conseil municipal de Paris.

C'est celle de la liberté ou de l'obligation légale de la crémation.

Aujourd'hui l'inhumation est le mode de sépulture imposé par la loi. (Décret de prairial, an XII.)

Nul n'a le droit de faire disparaître un cadavre par un autre moyen.

C'est ce qui rend une loi nécessaire pour introduire l'usage de la crémation.

Mais le législateur devra-t-il se borner à autoriser l'usage de la crémation pour ceux qui en exprimeront le désir, ou devra-t-il supprimer l'inhumation, reconnue dangereuse, et y substituer d'autorité la crémation?

J'avoue qu'au point de vue de l'hygiène publique, la réponse ne me semble pas douteuse.

C'est au nom de l'hygiène publique que la suppression de l'inhumation est demandée; laisser subsister l'inhumation comme facultative, c'est, dans l'état actuel des mœurs, la laisser subsister encore pour longtemps; c'est par conséquent ne donner aux réclamations de l'hygiène publique qu'une satisfaction illusoire.

Aujourd'hui l'empoisonnement par l'inhumation est obligatoire : la santé par la crémation ne devrait-elle pas être obligatoire ?

Je sais bien qu'on objecte les mœurs, les habitudes, que je me permets d'appeler des préjugés.

Est-ce que, dans une question aussi grave, les préjugés devraient prévaloir contre l'opinion des médecins hygiénistes ? et, quand il s'agit de salubrité, va-t-on admettre les préférences ou les répugnances individuelles ?

Qui sait si la décroissance de la vie humaine n'est pas due à ces ferments putrescibles que nous respirons ?

S'il est vrai, ainsi que le démontre la statistique, que depuis le commencement du siècle la durée de la vie humaine s'est accrue sensiblement, par l'assainissement des grandes villes au moyen des constructions d'égouts et de fosses d'aisances rendues étanches, qui donc oserait contredire une prévision plus favorable, et affirmer qu'en supprimant par la crémation les principes miasmatiques engendrés par la putréfaction, la vie de l'homme n'ira pas en augmentant ?

Est-ce que le desséchement des marais dans les campagnes n'a pas fait disparaitre le germe des fièvres paludéennes ?

Tandis que, depuis l'arrosage des terrains de la plaine de Gennevilliers par les eaux d'égouts, les fièvres paludéennes, jusqu'alors inconnues dans ce pays, l'ont envahi.

Les plaintes des habitants, par voie de pétitions adressées à la Chambre des députés, et deux procès intentés à l'administration municipale de la Ville de Paris, signalent ce cas d'insalubrité parmi tant d'autres et en établissent la preuve.

Si donc l'existence de l'homme a pu être prolongée par quelques améliorations de voirie, que sera-ce lorsque la crémation purifiera l'eau de nos sources et l'air que nous respirons ?

Mais, dit-on, il ne faut pas introduire violemment un usage nouveau, contraire aux habitudes ; la volonté de chacun doit être respectée.

Je pourrais faire remarquer que la législation actuelle ne pousse pas si loin le respect de la volonté de chacun, et qu'elle nous condamne tous à être inhumés, quelle que soit notre volonté.

Je pourrais trouver étrange ce scrupule libéral dans une matière où la vie humaine est en jeu, alors que, sur quantité de questions moins importantes, moins vitales, le législateur se gêne peu pour réglementer à outrance sans nous demander notre avis.

Pour n'en citer qu'un exemple, qui se rapproche de mon sujet, et de la profession que j'ai exercée, est-ce que la loi ne réglemente pas ou plutôt ne prohibe pas la vente des remèdes secrets, sans souci de la volonté du pharmacien et de son client?

Pour éviter des accidents, erreurs ou crimes, est-ce que la loi ne porte pas atteinte à la liberté commerciale?

Eh bien, ici il s'agit d'empêcher non pas

un empoisonnement, mais l'empoisonnement partiel et lent de toute une génération et de plusieurs millions d'hommes ; et on déclare la liberté inviolable! et on regarde comme sacrée la volonté de chacun! En vérité, le scrupule est mal placé.

Je devais au nom de l'hygiène et de la salubrité protester contre l'empoisonnement facultatif.

Mais, aprèscela, j'ai assez confiance dans la bonté de la cause que je défends, dans la valeur des faits et des considérations que j'ai indiqués, pour attendre du progrès de l'opinion publique la solution que le pouvoir semble refuser pour le moment.

L'idée de la crémation s'est répandue dans le public, elle fait son chemin et gagne chaque jour du terrain. Inconnu, il y a quelques années, elle est devenue pour ainsi dire une idée courante.

Il ne serait pas difficile de constater aujourd'hui, qu'aucune répugnance ne se manifeste contre cette innovation, qui n'est en réalité qu'un retour à des pratiques raisonnables.

Une longue habitude fait que l'on supporte le système de l'inhumation, parce que les inconvénients qui en résultent étaient ignorés; mais, connaissant les dangers sérieux de cet ancien usage, je suis persuadé que, s'ils avaient à choisir, nombre de gens se décideraient sans hésiter pour la crémation.

Aux habitudes actuelles, purement instinctives, succéderont bientôt des habitudes nouvelles, raisonnées et d'autant plus durables.

CHAPITRE XIV

Je crois avoir examiné tous les côtés de la question ; il ne me reste qu'à en condenser les éléments.

J'ai démontré :

1° Que l'hygiène publique réclame la suppression de l'inhumation, qui, infectant l'air, répand de tous côtés autour de nous des germes d'empoisonnement.

2° Que la crémation décompose les corps

plus rapidement que l'inhumation, en don-
nant les mêmes produits utiles, sans présenter les mêmes inconvénients ;

3° Que la crémation n'apporte aucun obstacle aux cérémonies religieuses, et qu'elle
favorise le sentiment de la famille par le dé-
veloppement du culte des morts.

4° Que les appareils dès aujourd'hui connus
donnent des résultats pratiques très-satisfaisants ; en une demi-heure, moyennant un
prix modéré, on obtient la disparition des
matières organiques, sans odeur ni fumée.

5° Qu'il n'est pas plus pénible et qu'il est
plus respectueux de faire brûler un mort que
de le laisser pourrir lentement et ronger
par les vers.

6° Que la crémation, devant être nécessairement précédée d'une vérification sérieuse des décès, sera une garantie contre les inhumations précipitées;

7° Que, par la même raison, la crémation rend presque certaine la découverte immédiate des empoisonnements, ce qui est une garantie bien plus sérieuse contre le crime que la conservation d'un cadavre décomposé et son exhumation hypothétique.

L'inhumation conserve, il est vrai, et encore quand elle n'est pas trop ancienne, la preuve du crime, mais n'en fait pas naitre le soupçon; la vérification des décès précédant la crémation fournit à la fois le soupçon et la preuve du crime.

8° Que la plupart des poisons sont retrouvés dans les cendres.

9° Que le grand intérêt de la salubrité pu-

blique demande, exige l'obligation de la crémation et la suppression absolue de l'inhumation.

Maintenant la question appartient au législateur: l'Administration ne peut faire que des
projets et l'opinion publique ne peut faire que
des vœux ; au pouvoir législatif appartient la
décision.

La question est pressante; d'ici quelques
années Paris ne saura que faire de ses morts.

Que cette décision soit prise le plus vite
possible; tout ce qui tient à la santé de tous
est urgent. La science a préparé la solution;
elle en fournit tous les éléments théoriques et
pratiques.

L'opinion publique ne s'oppose pas à une
réforme; bientôt elle la demandera impérieu-
sement. Tout est prêt.

Demain l'hygiène publique peut remporter une nouvelle et importante victoire.

J'ai fait tout mon possible pour préparer la réussite.

J'ai pensé qu'une idée juste n'avait besoin que d'être connue pour être acceptée.

La publicité est le grand levier de la raison: je crois avoir raison en proposant la crémation ; j'ai dû appeler la publicité à mon aide. Et maintenant, c'est à ceux qui seront convaincus, de prendre à leur tour la défense de l'intérêt de tous, qui est leur propre intérêt.

FIN

TABLE DES MATIÈRES

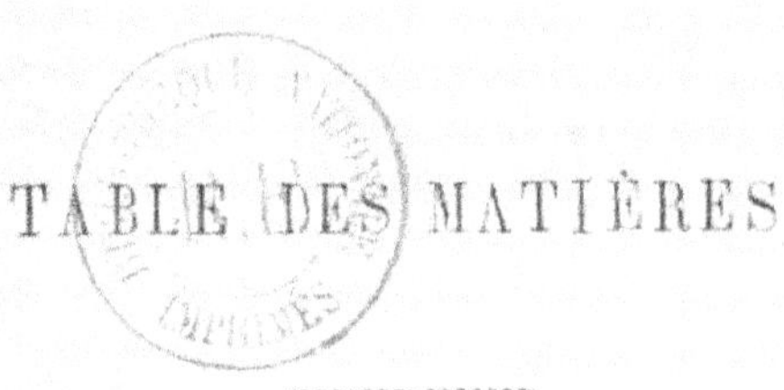

Chap. Iᵉʳ. — L'hygiène publique................... 1

II. — L'œuvre de la mort 7

III. — L'inhumation et ses inconvénients .. 11

IV. — Les Cimetières de Paris.—Méry-sur-
Oise..................... 33

V. — Définition de la Crémation.......... 63

VI. — Histoire de la Crémation............ 67

VII. — La Crémation, la Religion et la
Famille.,................... 73

VIII. — La tradition révolutionnaire 81

Rapport sur les Sépultures, présenté à
l'Administration centrale du département de la Seine, par le citoyen
Cambry, administrateur du département de la Seine, an VII....... 83

Délibération de l'Administration centrale du département de la Seine,
en date du 2 Frimaire an II de la
République française, une et indivisible....................... 95

IX. — Etat actuel de la question au point de vue administratif.............   97

Amendement au projet de la deuxième Commission du Conseil municipal de Paris, relatif à la création de nouveaux cimetières (séance du 8 août 1874).............   100

X. — Expériences :.........................   119

En Belgique.........................   122

En Italie.........................   124

En Allemagne.........................   134

Description du four Siemens.........   134

En Angleterre.........................   139

En Suisse.........................   140

Four à réverbère.........................   143

XI. — Applications.........................   155

XII. — Réponse aux objections.............   173

Empoisonnement par l'arsenic......   189

XIII. — Liberté ou obligation.............   215

XIV. — Résumé et conclusions.............   223

FIN

7—2099   Paris. — Typ. TYP. MORRIS PÈRE ET FILS, RUE AMELOT, 64.

PARIS — TYP. MORRIS PÈRE ET FILS,

64, Rue Amelot, 64.

www.ingramcontent.com/pod-product-compliance
Lightning Source LLC
LaVergne TN
LVHW021645060726
842527LV00003B/806